U0258799

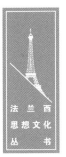

法兰西
思想文化
丛书

PIERRE PACHET

LA FORCE DE DORMIR

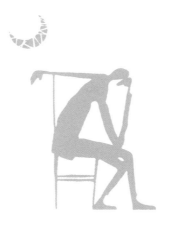

入眠之力

文学中的睡眠

[法] 皮埃尔·巴谢 著

苑宁 译

生活·讀書·新知 三联书店

图书在版编目（CIP）数据

入眠之力：文学中的睡眠／（法）皮埃尔·巴谢著；
苑宁译．—北京：生活·读书·新知三联书店，2021.11
（2024.6 重印）
（法兰西思想文化丛书）
ISBN 978 - 7 - 108 - 07259 - 7

Ⅰ．①入…　Ⅱ．①皮…　②苑…　Ⅲ．①睡眠 - 关系 - 文学研究
Ⅳ．① R338.63 ② I0

中国版本图书馆 CIP 数据核字（2021）第 175197 号

责任编辑　吴思博
装帧设计　康　健
责任印制　李思佳
出版发行　**生活·讀書·新知** 三联书店
　　　　　（北京市东城区美术馆东街 22 号　100010）
网　　址　www.sdxjpc.com
经　　销　新华书店
制　　作　北京金舵手世纪图文设计有限公司
印　　刷　三河市天润建兴印务有限公司
版　　次　2021 年 11 月北京第 1 版
　　　　　2024 年 6 月北京第 2 次印刷
开　　本　880 毫米 × 1092 毫米　1/32　印张 7.5
字　　数　130 千字　图 10 幅
印　　数　4,001 - 6,000 册
定　　价　69.00 元
（印装查询：01064002715；邮购查询：01084010542）

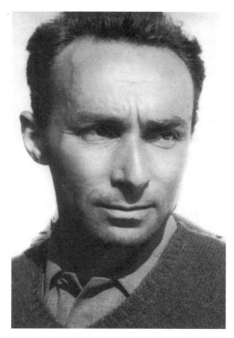

普里莫·莱维（Primo Levi，1919—1987）

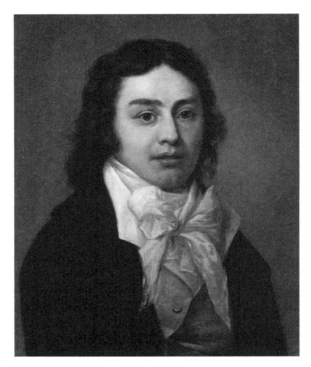

柯勒律治（Coleridge，1772—1834）

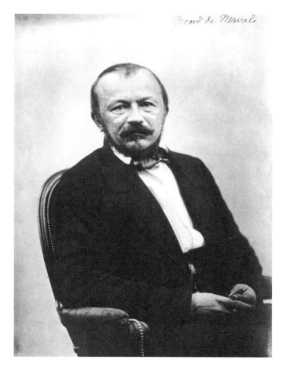

奈瓦尔（Nerval，1808—1855）

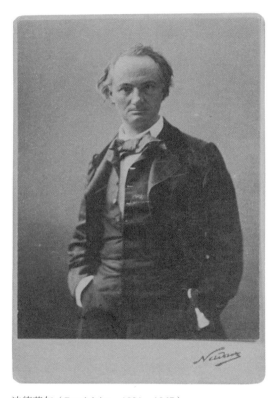

波德莱尔（Baudelaire，1821—1867）

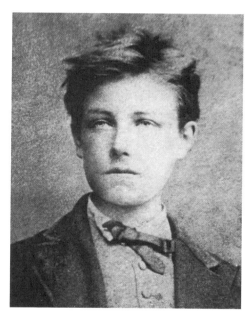

兰波（Rimbaud，1854—1891）

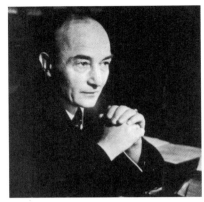

穆齐尔（Musil，1880—1942）

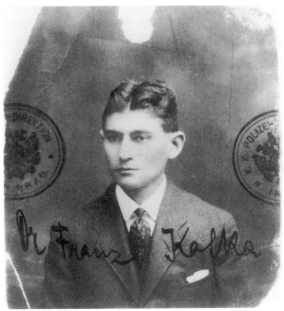

卡夫卡（Kafka，1883—1924）

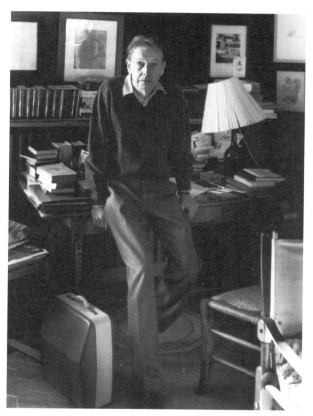

雅各泰（Jaccottet，1925—2021）

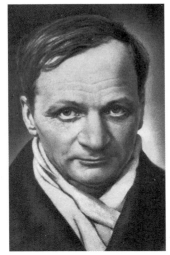

普拉东诺夫（Platonov，
1899—1951）

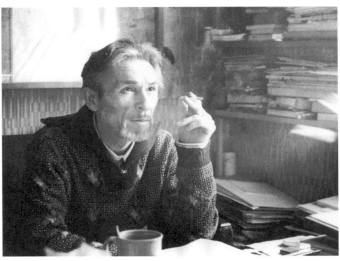

根纳季·阿伊吉（Guennadi Aïgui，1934—2006）

"法兰西思想文化丛书"编委会

王东亮　车槿山　许振洲　杜小真　孟　华

罗　芃　罗　湉　杨国政　段映虹　秦海鹰

高　毅　高　冀　程小牧

"法兰西思想文化丛书"总序

20 世纪 90 年代，北京大学法国文化研究中心（前身为北京大学中法文化关系研究中心）与三联书店合作，翻译出版"法兰西思想文化丛书"。丛书自 1996 年问世，十余年间共出版 27 种。该书系选题精准，译介严谨，荟萃法国人文社会诸学科大家名著，促进了法兰西文化学术译介的规模化、系统化，在相关研究领域产生广泛而深远的影响。想必当年的读书人大多记得书脊上方有埃菲尔铁塔标志的这套小开本丛书，而他们的书架上也应有三五本这样的收藏。

时隔二十年，阅读环境已发生极大改变。法国人文学术之翻译出版蔚为大观，各种丛书系列不断涌现，令人欣喜。但另一方面，质与量、价值与时效往往难以两全。经典原著的译介仍有不少空白，而填补这些空白正是思想文化交流和学术建设之根本任务之一。北京大学法国文化研究中心决定继续与三联书店合作，充分调动中心的法语专家优势，以敏锐的文化学术眼光，有组织、有计划地继续编辑出版这套丛书。新书系主要包括两方面，一是推出国内从未出版过的经典名著中文首译；二是精选当年丛书中已经绝版的佳作，由译者修订后再版。

如果说法兰西之独特魅力源于她灿烂的文化，那么今天在全球化消费社会和文化趋同的危机中，法兰西更是以她对精神家园的守护和对人类存在的不断反思，成为一种价值的象征。中法两国的思想者进行持久、深入、自由的对话，对于思考当今世界的问题并共同面对人类的未来具有弥足珍贵的意义。

谨为序。

北京大学法国文化研究中心

目　录

序言　时差

　　平日里常走的那短短一段路，现在仍保留在我的肢体记忆中。从住处沃尔曼大楼（Wolman Hall）到工作地吉尔曼大楼（Gilman Hall），我摸索出一条路，然后日日强化记忆，直至这路线变成一种内心慰藉。首先要经过图书馆左侧一条阴暗而隐蔽的楼梯——图书馆以米尔顿·S.艾森豪威尔（Milton S. Eisenhower，即艾森豪威尔总统的弟弟）命名——然后要乘电梯、上台阶、穿街道、爬坡路，再上台阶、穿草坪，再上台阶、过走廊。我记得所有这些地名，也记得那片无趣的大草坪，其间有学生或掷飞盘，或卧于小树荫下。每天路上所见的有趣标语，之前我差不多都能想起来（它们是印在记忆表面还是已刻入坚如砖石的往事中？）。只不过这些字在我落笔的刹那都消失了，如同被湿海绵抹去了——我忽然体会到失明是一种什么感觉。

客居他乡，就是将我从生活的砖石中拔出，让每日每夜的每一分钟都成为折磨。这种"拔出"让我苦不堪言，但苦也是自找的，当初的我没有预见到这痛苦的剧烈程度，不过现在我仍渴望这一体验，在痛中开悟的体验。客居改变了生活的根基，却也时不时带来些转瞬即逝的新鲜的光与澄澈的空，我渴望再次拥有这些感受，以更深一步体会客居的妙处。每换一次住处，就会有此般体验，再换一次，再体验一次，于是当我回到自己家时，同样难以完全找回自己。

我可以把记忆里若隐若现的过去时刻及相遇情形细细数来，但不说也罢，这些时刻都是提前想好、有意突出的，是我想要呈现或心下默许的。这些时刻之下潜藏着其他事实，因而终会被吸入时间洪流，使其充盈，然后又消失。那些随性而至的时刻或与寻常小物相遇的时刻，是无法称为时刻的时刻（non-moments），而事物的无倾向性（l'indifférence des choses）就在这些平平无奇的重复相遇中显现出来：灰色松鼠、草地、小径斜坡、眼神触到砖墙的瞬间。还有那原本激动人心却因不断上演而失于单调的场景——球拍击打在苹果绿的网球上，拍网震颤的声音在一段时间后终达观众耳边，因为后者听到的只是墙壁的回声。在这种时候，我们的心神闲散而放松。然而，当一个并不出奇的真实事物忽然出现并打断注意力时，精神便开始愉悦地追随新事物，因为它在其中捕捉到了——虽然明知能捕捉到的只是局部（人有可能会苦于这一局限性）——生命的核心元素，某种为精神注入活力的东西。

故事是这样的：一天晚上，我从巴尔的摩出发，经夏洛特市来到北卡罗来纳州的洛利-杜罕（Raleigh-Durham）机场。赶来接我的琳达心情很好，一张长圆的瓜子脸，眼里闪着光，因为能与人讲法语而心情大好。她身边有位年轻女子，刚从洛杉矶飞来，在我之前几分钟到达。我的旅程很短，而她却横跨美国西东与太阳逆向而行飞了数千英里。她是早上出发的，我则是快傍晚，而现在已是晚上。她早上出发时，我的上午已快结束（美国东部时间和太平洋时间差 3 小时），而现在，本应属于她的下午时光却早被另一时区的夜色覆盖。

第二天，我在一间很美的木质风格的大学教室里开始了讲座，题目有些深奥，叫"Ski into Sleep"。〔怎样将它译回法语呢？"滑入睡梦"（Endormissement glisee）？还是"眠之雪场"（La neige du sommeil）？〕昨天那位从加利福尼亚回来的年轻女子，就坐在陌生的听众之间。我感觉她能比我更好、更深切地体会我所讲的东西。我讲话结束后，她开始发言。我羡慕的不仅是她敏锐的洞察力，更是她所处的状态，一种彻夜难眠后的状态，正是这状态让她一语中的，直达我所指出却未曾抵达的目标。

其实对于这场演讲，我是有所准备的，甚至打破了以往习惯，提前写好了整篇讲稿。演讲即将开始前，琳达带我来到一座非常美的公园，这园子挨着学校，地势稍低。我想在这里沉思片刻，理清思路，让写在纸上的英文句子活起来。我们漫步在小径上，看看花，看看树，琳达把鸟儿指给我，有蓝色知更鸟，有红衣凤头鸟。我一直沉浸在忧思中，被阳光晒得浑身懒散，却又挥不去重重顾虑，因为我是应琳达邀请而来，受到她一力支持，我不应让她失望或在同事前丢脸。我请琳达留我独处一会儿，她便走开了，在水池边坐下。我从西服上衣口袋里掏出一叠纸，那些印在泛黄纸张上的字迹是如此熟悉："昏昏欲睡""失眠""梦""分神""聚精会神""清醒"。我还记得自己是如何搜寻这些字眼并将其用在稿中的。下笔的那一刻，我曾以为这些字就在眼皮底下，从此为我所用。当时，有一种节奏支撑着这些语言，致使我产生这样一种错觉：只要借助这些词，我就能牢牢把握住所讲主题。然而，这幻觉现在破碎了，变成一场再难进入的梦。

白纸黑字写好的一切怎么就像异国的鸟儿一般飞走了？这一切去哪里了呢？在一段本不应删去的插入语中吗？这寥寥数字或许让思维放慢了脚步，却有可能点亮整个句子；还是在一种无可替代的语调中？抑或是在一种看不见的形式中？这形式能将思想构筑成形，它在说话人的口语表达和一贯态度中有着非常明显的体现，然而造作笨拙的书面语却无法捕捉到它。

我在杜罕机场见过的那个年轻女人，时差赋予了她一种我所渴求的状态，有点类似这种情况：当我们身处异乡，比如旅行时，就会发现，自己不属于任何地方，时差让我们脱离原有时间区域，见识到所有时刻，明白自己不属于时间。这样的认知会持续几小时或几天。"人类是时间的奴隶，但本质上却处于时间之外……因为时间是一种具有强制性的东西，其唯一的目的就是自我终结。"［约瑟夫·德迈斯特尔（Joseph de Maistre）］

当下的时间将我们掷在地上，钉于此处。庙堂街上有个穿着得体的非洲人跑得狼狈不堪，鞋底拍打着地面，因为他心里害怕。身后几米远处，跟着一个年轻人，跑得比较像个运动员，被愤怒驱使着，坚决而快速。他后面还跟着个人，不远处还有十几个。他们是一家大商场的保安，想要追上并截住这个抢妇女包的小偷。现在所有人都跟上来了，把"猎物"围在当中，一个沉着的年轻越南人倒剪住小偷的一只胳膊。这非洲人脸色黯淡，在人群注视下仍继续着自己的思考，掂量着逃脱的可能性（虽然这可能性并不存在），琢磨着以后如何是好。街上所有人都停住脚步，像是在免费观看一部警匪片。正义得到伸张本是大快人心的事，不过有个一路跟来的年轻女人却有些失控，她冲着保安大声斥责道："探子！法西斯！"马路两侧的人群出现意见分歧，交谈声渐响。非洲人多希望此身不在真切的现实中，或者说，他多希望处于白人世界中的自己不是真实的。"我属于别处，不在你们的时间里。"但他颤抖的双腿却好像困在这时间里动弹不得，他恐惧着这个一切皆真——同时也无一物真实的——世界。

坐飞机去美洲，就像是体验守夜的幸福：时间变"轻"了，停下了，我们有权选择不睡觉来参与成年人的生活。飞机与地面齐头并进，于是高速的运动失去了意义，我们虽以 600 公里每小时的速度前行，身体却纹丝未动，稳坐于座位上，整个人因无聊与等待慢了下来。没有迎面而来的疾风，没有飞快掠过的风景，而脚下身边却有闲庭信步的云。另一架飞机反向而来，像急匆匆的自行车手。我们缓缓飞过一片片土地，掠过大海与浪花，优哉游哉，此刻恰是沉思的好时候。

这是场魔法般的旅行，我们犹如置身童话或传说中，见证了某种真相的释放，这真相磨灭了世上的其他真相。人造工具以其巨大的力量与极致的精度将其他现实真相——如田野、树木、动物、有钟声回荡的村落——推至远景，置于脚下，并使之黯然失色。旅行者（一只脚踏在飞行器中，另一只脚扎根在故乡星球的土地上）不应忘记，自己不是真的外星人。

　　然而，在抵达目的地几小时后，几千公里的旅程猝不及防地开始发生作用，冲击着肌骨。你会再次感到一种孤独，因为你所委身的这副躯体并不服从本地的太阳，而是听命于另一个太阳。你还不知道，自己身上携带着某种脆弱的、无法存活下去的东西，就如同鞋底的一点土；如同在海滩度过一天后留在裤脚翻边里的一缕沙；如同口袋里的地铁票与硬币；如同藏在行李箱深处或衬衫里伴你旅行的蚂蚁；如同当天的报纸——虽然马上就会变成老古董或废品，却仍与生产它的那个世界有着千丝万缕的联系；亦如同临行前听到的一席话，还未化成记忆，也未被遗忘，依旧回荡在耳边；或如同逝者生前留下的某些熟悉的印迹，我们本以为它们会随生命之风而去，不料却留在了桌面，如睁大的双眼般注视着我们。于是，当我们乍一踏入当晚要住的房间，准备为其注入精魂时，却发现来时的日与夜仍笼罩在我们身上与周围。这日与夜颤动着，让人无法专注，无法入眠，让思维的天空激奋难平。即使终于睡着，也是睡在喧嚣之中——查尔斯街的喧嚣。大路上发动机与轮胎的噪音越发嘈杂，但最吵的却是大脑内部发动机的轰鸣。要想真正睡着，我们需吸收夜的黑暗来使意识逐渐暗淡，需汲取夜的寂静来安抚身心，需将自己融化在呼吸的节奏以及温热的气息中，把思维灌入其间（睡眠绝对是人皆可享的神秘体验，它聚焦于思维的放空），任身体的热气逐渐包裹一切，改变触感模式，破除人体边界，将世界之身化入自我之身。然而此刻，故乡已朝日初升，车马渐稠，对于你所离开的人们来说，现在已是次日。睡与不睡，都是背叛。

异乡夜里响起（警车或救护车的）汽笛声，使故乡的汽笛声渐离耳边。我的耳朵在滴血。来到一个移民国家，口中说着英语，可是所有这些因身在异地而产生的欢喜，都让内心垃圾越积越多。

送你去参加夏令营的父母在站台向你喊道："好好玩啊！"该听他们的话吗？

一个两岁的孩子（在空姐的照看下）独自乘飞机从巴黎到圣弗朗西斯科，为了和已经 3 个月未见的父母团聚。旅程赋予了他一段多么奇特的空中体验！孩子就像小小的杂技演员，从大西洋西岸被抛向太平洋东岸[1]，空中之旅一直未结束，他悬在空中，夹在日与夜、睡与醒、确信与

---

〔1〕原文如此，似有误，从巴黎到圣弗朗西斯科应为从大西洋东岸到太平洋东岸。——译注

犹疑之间，动弹不得。对于孩子来说，这长线的旅行与其说连接了两个大陆，不如说反将生命斩作两段。到达后，他被父母抱起，带到新房子，放在床上。似曾相识的目光从上方投来，等着睡眠发挥作用，让孩子适应此地，化解他对新时区的抵触。而他却闭着眼，仍体验着距离感。第二天，他趁着两位新守护人一个没留神的工夫，径直向前冲去。信念牵引着他，身上所有感觉都还在——他的家就在那里，在那所房子后面，大路的拐弯处。他往前走了点，家仍旧不见踪影。他迟疑着，努力接受这有关时空的一课。

世上一切东西都可被拔出，都可脱离其扎根之处。联系事物的纽带不管曾经有多紧，都会有瓦解的时候。我们在生命幕布上往来穿梭，而这幕布亦能移至另一幕布上，如是往复。

有父母和上帝守护着（虽然这守护不一定让人放心），"睡眠"一词已彻底失去其重量与可靠性，它裹挟于思想之中，立足难稳。这就是我们的领悟。

我们已当了几千年的睡眠动物，越是服从日夜，就越不了解日夜。想象一下：假如事实颠倒，睡意随时可能降临，每一眨眼即是一次入眠，每分钟如是反复数次，夜色浸润的时间虽短暂，却足以洗濯思想与目光，那么睡眠将不再是困住人类的无意识之境。如果这样，意识会变成什么样？人又将如何改变自己融入事物动态的方式（这问题光是想想就使人疲乏困倦）？入眠助人逃离时间维度，醒来则让人意识到时间存在，然而只有每晚睡去后，我们方才重获感知时间流逝的能力，才能忆起随时间而去的东西，才能记录与整理那些具有标志性意义的小小回忆——这也是 1962 年米歇尔·西弗尔（Michel Siffre）岩洞实验的结论之一。整整两个月，他失去了所有外在的时间坐标，前一晚睡的时间越短，第二天他估测自己度过的时间就越长。时间兀自流逝，人却难觅其踪。持续睡眠带来的长时间迷失恰使人类感知时间的器官愈发灵敏，假如睡眠不存在，时钟或许就不会被发明。

睡眠没有表面看起来那么"动物性"，其实它是思想最早利用的工具之一。在睡眠的指引下，思想终于发明了时间，并将其作为一种规则或约束推广开来。1839 年，英国所有火车站的时钟都拨到了同一时间。1875 年，工程师斯坦福·佛列明（Stanford Fleming）在国际地理大会上宣称："全宇宙显然只有一个时间，宇宙唯一时间的概念不容置疑，虽然它和我们的固有观念直接冲突……"从这一近乎荒谬的大胆提议出发，有关子午线的学术研讨会于 1885 年提出以格林尼治子午线为坐标轴划定时区。事情进展到这一步，世界时间已被统一，无一漏网之地。睡眠环绕地球整整一圈，时间无法再逃。全世界都清醒着，同时睡意也在蔓延。

　　然而，每个孩童都能够重塑睡眠的深度，能够左右梦中那份看不见的专注。空中的时区线只是从表面上分割了时间。睡眠的好日子还在后面。

第一章　入眠之力

"入眠之力"：随着时间流逝，我读过一些书又忘记了，又重读，也经历过迷失茫然的阶段，然而就这些阶段结束时，蓦然间，事物与文章两相照亮，于是一个简单的想法浮现在我脑海中：入睡这一过程不是自然而然发生的，而是需要一种决定、一种默许，甚至一种力量的。当然，我们只有在缺乏这一力量时，才能感觉到对它的需求，比如，当思维处于自我分裂、自我嫌恶的可怖状态时，它仿佛化成了无数痛苦的尖刺根根竖起，无法集中或聚拢。我们意识到，要想睡着，首先需掌控好自己，需确信自己可以抛却一切，把身体全然交付与睡眠。"入睡与醒来，同样让人疲惫不堪"，波德莱尔在经历这种状态时写道。有一种力量潜伏于睡眠之中，预示着思维将会重新可用，待人展开与挥洒。不过我们仍需寻找这种力量，需调控好自我，来迎接它、开采它。

让波德莱尔痛苦或恐惧的，是入眠之力的衰退，单是在脑中设想这一情形就需花费不少力气——我指的不是描述失眠，而是揭示失眠指向的东西，这东西无药可医、无法形容，一切生命都避之不及。在《大加拉巴涅之行》（*Voyage en Grande-Garabagne*）中，亨利·米肖（Henri Michaux）就描述了艾芒格隆人（Emanglons）身上的这种不适感："一个艾芒格隆人在连续几天的高强度劳动之后，发现自己怎样也无法入睡。无论是让他头低脚高躺下，还是把他塞进一只口袋里，都于事无补。他已经精疲力竭，甚至连睡着的力气也没有。入眠是一种人体反应，人必须有力气产生这种反应才能睡着，哪怕在最累的时候。"[1]这是米肖常用的一种写作方法，他带领人物或读者从简单的不适感出发，最终走向一种有如酷刑的痛苦。阅读米肖的过程中，我们感受到这折磨来自人类内部，体会到它如何生于每个人体内。而我们的身体一直处于一种矛盾张力之中，一边是无限回荡的敏感性，一边是精准估量这一敏感性且乐于看它陷入癫狂的能力。

通过对笔下人物施以这样一种酷刑，米肖满足或者说激起了一种知晓之欲，这欲望永无止境，藏于一切折磨行为背后。

---

[1] *Ailleurs*, Éd. Gallimard, 1948, p. 26.

我们发现，某些关于睡眠的神经生物学研究，虽有所谓的"科学"实验做掩护，但本质上也是求知欲和折磨欲共同作用的产物。一只昏昏欲睡的猫被放在水池中央一个浮动的平台上，一旦紧绷的肌肉松弛，它就有可能失去平衡，随着平台倾斜掉进水中。据此，实验者展开了"矛盾睡眠的持续缺失"这一研究。我读到这份研究时不禁自问：研究者究竟想获知什么？想捕捉到何种转瞬即逝的力量？我明白这些研究有着积极的意义，其实验过程基于相关问题及其他观察结果。我关注着实验的每一步进展。只不过，这种刑罚式实验的存在实在让人深思。

这些酷刑不含暴力，没有起始时刻，只是将缺觉作为刑具，如同用饥、渴、窒息来折磨人一样。实验者设计出一种机制，让实验对象求而不得，受制于本身的需求。

实验对象处于缺觉状态下，迫切想要睡着，却又无法期望入睡，因为有道无法逾越的障碍横亘于思想与睡眠之间。就像饥饿的身体会吞噬自己一样，远离睡眠的精神也会残忍地自我撕裂，在最想睡去的时刻不得已期望清醒。话至此处，我自己的语言也撕裂了。通常情况下，当我们意识到世界的"可居性"（habitabilité）时，思维（即处于非睡眠状态的大脑）能更轻易地进入睡眠，而现在这意识已被摧毁。

入睡，就是和失眠打交道。平日里，我们只有通过佯装睡着才能进入睡眠：把身体摆放成适宜睡眠的一种姿势，假作睡着（闭上眼、沉浸在自己的呼吸声中），然后睡意就来了。直至睡前最后一刻，即便是在天真的做戏过程中，思维也是活跃的，责任感也不曾缺席。人类永远无法摆脱这种责任感。当我想到猫，想到它在肌肉松弛时仍努力不去接触可恶的水面时，就感受到这种责任感。

身处实验之外的刽子手密切关注着思维的运转，看它如何参与生命，参与时间的流逝（这一流逝过程并非自动发生的）。

后来，我自己也有涉足这一研究领域。在随性的阅读过程中，我任由思想追随着作品背后的诗人与作家。为什么是诗人、作家，而不是神经生物学家或科学研究者？首先当然因为我才学有限，另外，我并不信任后一群体。我曾试着去了解他们的研究成果，结果却不得已告诫自己不要尽信其言论，特别是当其受众是大众读者时。比如有些研究声称，梦能被定位与定性，梦即是"矛盾睡眠"或"REM"（即快速动眼期）。稍谨慎点的说法则是，梦是一种在"矛盾睡眠"期产生的活动。但如果我们细读相关研究就会发现，此类结论似乎无一被证实［不只是我，连对这一领域知之甚广的美国精神分析学家卡尔文·S.霍尔

（Calvin S. Hall）也有此疑虑] [1]。

但是也有一些科学研究对我颇有启发，这些研究证明，睡眠远非一个混沌而连贯的现象，它本质上是断续的、分化的，不具有唯一定义的，因为睡眠有着截然不同的阶段，这些阶段又组成了不同的"周期"，但这些周期却被错误地归在"睡眠"这唯一的名称之下。我们很轻易就能料到，根据所设置的条件参数不同，后续的研究将会呈现其他的分化结果。现在已经有了"清醒睡眠"的概念，它不同于晕厥或昏迷，也包括清醒的阶段。酣睡整夜只是一种印象，因为人忘记了自己曾醒来过；反之，如果夜里清醒时间过长，人则会误以为一夜不曾合眼。科学研究者由于想要打破一切现有观念，只好推翻人对睡眠的看法，指出这是多种意识轮番出场但互不相交的一种状态。不过，当我抛却一切成见，开始追随诗人与思想家的奇思妙想时，却得到了与这些科学研究全然不同的结论。

我所追随的诗人与作家的好处在于，从某种角度来说，他们无须证明什么，没有读者强求他们给出肯定的"结论"，令其为之明确负责。作为我这项研究的开启者与

---

〔1〕 参见霍尔撰写的关于欧内斯特·哈特曼（Ernest Hartmann）著作《梦之生物学》（*The Biology of Dreaming*）的评论文章："Caveat Lector!"，*Psychoanalytic Review*, 54 (1967), pp. 655-661.

奠基者，亚里士多德就显示出较为"哲学家"的一面，他更关注自己所指出和设定的问题，而非所给出的确定论断，因为这些论断对他来说——就像对所有智者一样，涉及自己所知以及可知之外的范围。

*

　　本书不具有完整的系统，无意于探索一个论题，哪怕是文学方面的论题，只是勉强可以说追随着不同文学篇章中的同一个主题。我的目的不过是观察一下每位作家或每一个体如何经历、如何看待自己的睡眠——多种多样的睡眠。如果说世上之人形形色色，那么睡眠也是千变万化的：有的存在于"晚上"，有的发生在"早晨"；有人喜欢睡觉，但通常言之甚少；有人自称轻视睡眠，却又将其反复提及〔在纳博科夫（Nabokov）所著的《爱达》（*Ada*）中，故事讲述者说他"对这种无意识的状态深恶痛绝，却又锲而不舍地追寻着它"〕，此外当然还有其他可能的组合形式。从这一角度说，睡眠的体验太过私密，无法成为一个主题。不过，我本人从所谓"主题"评论（la critique «thématique»）中受益良多。在某些主题评论的经典作品中，评者的思维随作者而动，最终发现所研究主题下自有一股不断孕育问题的活水，看到评论这一文学活动被一缕新的希望之光所照亮。

*

　　不过，我的研究还是有个极为明确的方向的，这是我在事后才意识到的。现在我就试着标记出这一方向，来为这一章收尾。

普里莫·莱维（Primo Levi）

　　他们伤到了"人"。在 20 世纪，他们没有满足于像一直以来那样对人类做出极端之举，比如对其施以暴力或改变其生存境遇。这一次，他们有意把人类逐出人性，且有时成功达到了这一目标。他们进行了大型的实验，针对的不是单独的实验对象，而是数量巨大的人类个体，为的是将后者从生活中连根拔起，从最亲密的关系中割裂开来。我想到了纳粹以及一切与之类似的现象。

　　对于受害者的亲人以及所有心系受害者的人来说，这些事件开启了一个新的历史时期，一项任务落在了我们的肩上，那就是知晓、了解、思考、记录这些不可理解之事（l'incompréhensible）。我指的不是或者说不仅是一种心理"创伤"——我们要历经数代人，才能彻底吸收这创伤带来的震荡，疗愈其留下的伤疤——而是人类生存境况本身发生的剧变。科学、政治、道德，所有这些领域都遭到打击，世界已面目全非。

连睡眠也深受其害，最突出的表现就是：由于百万亡灵未能得到永恒安息，于是生者的每晚睡眠日渐脆弱，竟至变成透明状态，这份透明让睡眠呈现出一种前所未有的清晰。我们需找到所有遇难者的枯骨，将其从地下掘出，给予他们一副体面的棺材，还需重塑其人生或者说苦难岁月的最后阶段，以洗清每具躯体曾经所受的凌辱。这任务难以完成，却又不得不做，正因如此，睡眠失去了其朦胧晦暗的保护层，并日渐明亮起来。

无意之中，我已将这震荡之痕留在了本书所有文章中，这一点是我在阅读普里莫·莱维的《如果这是一个人》(*Si c'est un homme*[1]) 时意识到的。这部叙事作品记录了 24 岁的作者在奥斯维辛集中营被囚一年的日子（1944年 2 月至 1945 年 1 月）。

*

普里莫·莱维的书中有一章名为《我们的夜》("Nos

---

[1] Trad. franç. M. Schruoffeneger, Éd. Julliard, 1987.

nuits"），构成全书叙述脉络的一部分（他描写了自己因脚伤住院 20 天之后重返集中营营房的经历）。在这一章，莱维还回答了一个让我们十分好奇的较大问题。这好奇其实是双重的，一方面关于具体事件（确切情况是怎样的）；一方面关于"人"：在这样一种恐惧中，这样一种命运未卜甚至明朝难料的情况下，人是如何入睡的？

莱维先是写到远古人类具有的一种本能（而希特勒主义要做的就是剥夺这种本能），即"为自己挖个洞、建个壳、在身边筑起薄薄一道保护屏障的能力，哪怕是在近乎绝望的情况下"。这种构筑可居住环境的能力属于动物本能；而明知安宁无望——这一意识或者说思想是人所独有——却仍遵循人之本能，营造出一个睡眠空间，这一能力则是人性与超动物性的体现。我们知道，思想绝对是人类的特征，然而对于身处恐惧中的人来说，思想的力量已经被简单的睡之欲或者说带着思想入睡的欲望超越。纳粹看准了这一点，所以它攻击的不只是思想自由，或者说，它是借助温存的睡之欲（正如喝水、呼吸的欲望以及触摸所爱之人的欲望）来攻击思想自由。

　　我已累到极点，马上也睡着了。我感觉自己睡在铁轨上。

　　让我再说回亨利·米肖，谈谈其笔下那个在法国读者中具有一定知名度的"羽毛先生"（Monsieur Plume）。这个"性情平和的人"总是更愿睡觉，而不是考虑眼前灾祸："不久，一个声音响起，一列火车向他们疾驰而来。他心想：'火车来得这么急，八成会开到我们前面去'，于是又睡着了。"一瞬间，段落中人物身上的滑稽感发生反转，睡之欲的粗糙肌理显露出来。我们感觉到米肖也有过类似体验。

　　让我们再回到普里莫·莱维："火车快来了，我听到车头的喘息声，其实是旁边铺上的人发出的。"夜色持续绵延，睡眠却是断裂的、破碎的，也许因为"我的梦太轻，轻得像纱。如果我想的话，就能把它撕开"。确实如此，梦境中掺杂了现实之痛（木质床沿在梦中变成了火车铁轨），做梦者无法通过自己的意念加强梦的可信度，无法在梦的庇护下入睡。但还有一个可能的原因，恰与此相反：梦能助人逃离周遭现实而沉入睡眠，但做梦者需为此付出更沉重的代价。比如，做梦者在梦中见到了远方亲人，以为身在家中，有人可倾诉，于是产生一种"无以言表的欢喜"的错觉。然而，梦中亲人却表现出一种"彻底的冷漠"："妹妹看着我，一言不发起身走了。"梦道出了真相，让狱中人意识到自己仍生活在前路渺茫的境遇中（普里莫·莱维写到，他的许多同伴——或许所有人，都做过这类揭示残忍真相的梦）。唯有醒来，才能逃脱梦境。

（"这是一种纯粹的痛，没有现实感或外界因素的掺入来使其略减一二。"）比起梦中绝境，真实生活的残酷反而没那么可怕。

面对自己思想的暴力，入梦者无能为力，只有服从入眠的欲望。他的思想像是一个被虐待而后又被抛弃的孩子，自己也变成了施虐者，冲着所拥有的一切开始发泄，想要在旋涡般的运动中觅得宁静：

> 大脑一刻不得安宁，鸣响着，轰隆着，制造出可怖的幻象与符号，在梦的幕布上描摹着模糊的形象，令其不断变化运动。

普里莫·莱维在这一章开头曾提起过，人类具有为自己筑造小窝以庇护睡眠的能力。其实睡眠本身也是一个窝、一层壳，人之本性在其中得以保存。在去人性化的工厂里，这保护层已被暴露，人性在竭力自毁。在一个开放的空间里，庇护他者的东西本身也需要庇护，"赤裸的大地在不安中睡去，好像一个被子滑落身下的母亲"，普拉东诺夫（Platonov）在另一种境遇（即苏俄内战）中如是写道[1]，他考问的是动摇人类根基的同一现象。

---

[1] *Les Herbes folles de Tchevengour*, trad. franç. C. Loeb, Éd. Stock, 1972.

让我们再次追随普里莫·莱维，看看他如何描写、如何思考。他曾讲到在集中营里醒来的一刻，耳边是波兰守夜士兵的声音："起来！"——

　　这一刻的痛苦太剧烈，以至于最沉的睡意也能随之消散。"耳朵是开放的，处于一切睡眠之上，如兄弟般守护着入眠者，将其从睡梦中温柔拉出，在其需要之时立马赶来。这种手足般的互助现象，出现在人的极限状态下。如果再过分一点，夺走那乳汁般的夜，让人无法从中汲取能量，那么生存欲也就崩塌了。"身边一切都消失了：热被窝构成的虚幻屏障、睡眠所赋予的薄薄的铠甲、一夜逃亡带来的痛苦。我们彻底醒来，被交与一双双凌辱之手，没有丝毫保护，悲惨地赤裸着，不堪一击。"

但是，历史并未从外部介入我下文将要关注的睡眠，这些睡眠因其内部结构受到攻击而道出或者说指向一个历史时刻——或许就是当下。在这一时刻，人类生命所具有的一种本质性的、恍若永恒的节奏，在大地以及最古老的神话的庇护下，仿佛显露出其历史性、脆弱性以及变化之力。睡眠没有被毁掉，甚至也未被真正危及，而只是变得清晰可见了。

第二章　亚里士多德与睡眠之力

　　亚里士多德来研究梦这一问题，或者说他把梦设为一个问题、一个研究领域，究竟意义何在？在《论梦》(*Peri enupniôn*[1]，«Des rêves»)这一专论的开头，哲学家邀请读者思考这样一个问题："梦出现于头脑的哪一部分"。这一问似有"学究"之嫌，不过，其目的是否仅在于分门别类地构建起一个百科式的知识图谱？其实我们应去探索这一研究所具有的批判意义：亚里士多德从梦的一般概念即希腊语言文化赋予梦的含义出发，致力于揭穿其中陷阱，从而在细察梦之定义的基础上将其重构。为达到这一目标，他需推翻这一概念所包藏的信念（尤其是那些第二层级的信念，即信念的信念，相信自己"确有所梦"的信念）。

---

〔1〕 *Works*, éd., par W. S. Hett, Éd. Loeb, Cambridge-Londres, 1975；
Œuvres, éd., par R. Mugnier, Éd. Budé, Les Belles Lettres, 1965.

由此，我们或许可以阐明：梦并非人们种种说法中那个粗浅之物（其明确性如此简单甚至让人不安），而是生理与心理共同作用的产物，亚里士多德正是将这一概念作为根基开启了自己的研究。理清这一概念后，我们方可指出或者说认出一条有关梦之研究的超批评（hypercritique）的传统脉络，这传统在我们今天的代表或许就是瓦莱里（Valéry）和维特根斯坦（Wittgenstein）。

　　我们且不去探究梦为何物，而是先思考一下在何时何地会遇到梦，答案就是，在"似真非真的画面"（semblance）与"意见"（opinion）的交汇之处。那里似有东西，甚至"向我走来"（458b 10）——亚里士多德没有使用画面或意象（image）一词，因为这个词会为梦中所见之物预设某种真实性，哪怕是一种介于是（être）与不是（non-être）间的特殊真实性。我似乎看见了什么东西，与此同时，我心中产生一个"意见"，对这"似真非真的画面"的真伪加以判断。大多数情况下，这意见都具有"欺骗性"（458b 27），是"被牵制的，服从于似真非真的画面"的（459a 8）。不过，"意见"与"似真非真的画面"是截然不同的两个东西，因此亚里士多德在描述梦的特性时才会多次提到如下情况：当我在梦中"看到"某物时，我"知道"所见者不过是梦。"有时，入梦者脑中的念头会说：我看到的都是假象。而类似的提醒也会出现在清醒的头脑中。"（459a 7）所以，每当入睡者信服或倾向信服那些似真非真的画面时，梦就会产生。亚里士多德在充分考虑所谓"清醒"的梦[1]（即入梦者自知身在梦中）这一类情况的基础上，对自己的研究领域做出了清晰界定。确实，如果我们决意只把那些包含完全意义的幻象的梦称之为梦，那么就相当于在一定程度上默认：构成梦的画面具有极高的仿真度，与清醒时感官系统所催生的脑中意象相当接近，以至于入梦者不得不相信梦的真实性。顺着这一思路，我们接下来就会关注梦中意象来自何方、源于大脑哪一部分等问题。但是，亚里士多德所说的"似真非真的画面"其实极为多样，它们之所以能成为梦，只是因为做梦者心中的念头倾向这样认为。需要注意的是，亚里士多德虽如此论证，却没有为做梦者开脱责任，因为其信念在梦的形成过程中发挥了作用。

亚里士多德没有把睡眠简单定义为梦的出现之机（虽然这一观点已得到大众普遍认同，甚至似乎已成为常识），而是指出，问题的核心是睡眠而非梦："睡眠的力量在于

---

〔1〕 埃里克·罗伯森·多茨（E. R. Dodds）指出，荷马史诗以来的希腊传统作品中提及的大多数梦都属于此类"清醒"的梦："做梦者知道自己身在床上，正在睡觉，因为梦中所遇之人已特地告诉他这一点。《伊利亚特》（*Iliade*）第二卷所述的噩梦中就出现了这样一句话：'你正在睡觉，阿特柔斯（Atrée）之子'。"（*The Greeks and the Irrational*, Univ. of California Press, 1951）

阻止（入眠者）意识到自己的错误。"（461b 30）也就是
说，梦不属于无意识现象（尽管产生梦或察觉梦的最初
时刻几乎是"无意识的"），梦实际上是一种"误会"，一
种"疏漏"之错。在"清醒"的梦中，入眠者时时提醒自
己正在睡觉（因此他并未完全禁锢在作为梦之基础的"意
见"中）。虽然这警觉的意识不甚稳固（属于"脑中某种
东西"），这一刻却能对幻象产生制衡作用，正如当人清醒
时，当"感觉与精神都处于活跃状态"时（461a 1），感觉
所传递的现实真相同样能对幻象加以制衡。在"清醒"的
梦中，睡眠的力量不仅被分散，而且受到了质疑："当入
眠者觉察到自己正在睡觉或处于催眠状态中，觉察到自己
的感官系统正是在这样的空间中发挥作用时，一个意识
就总会伴随着似真非真的画面的出现而出现：你以为看到
了考里古斯（Coriscus[1]），其实不是真正的考里古斯（因
为入眠者脑中常有个声音在说：你信以为真的东西其实是
梦）。"反之，如果入眠者没有意识到自己在做梦，那么他
的想象就不会受到质疑（462a 3-8）。

我们知道，"清醒"的梦是梦之特例，是引人开悟的

---

〔1〕　即 Coriscos de Scepsis（法语拼写），公元前 4 世纪古希腊哲学家，
　　　柏拉图弟子、亚里士多德之友，常作为典型人物（individu-type）
　　　出现于后者作品中。——译注

梦，如同一扇窗，通向梦的晦暗之境。但"清醒"的梦不止于此，它不完全是梦的残次品，使人看到封闭的、不可见的做梦过程顺利完成时一般会产生的东西。"通常，对于入眠者来说"，完全晦暗的睡眠，尤其是意识失守时——即入梦者已彻底忘记自己身在梦中时——产生的梦反而是特殊的。梦中景象对于自身本质还是有所暗示的，虽然其方式比较隐晦，但我们需懂得如何专心聆听其中奥秘。

分析，具有化解或者说消融的作用。我们可以这样说，在分析的目光之下，梦无法存在，它会消失不见，只留给分析者睡眠这唯一具有实效性的体验。"梦"一词指的是"夜间幻象"。可是我们一旦如此定义，就相当于在不知不觉中把幻象在梦醒时失去的真实性悄然归还给了它们。入梦者不是没看见考里古斯，而是根本什么都没看见。亚里士多德有时会使用"看见一个梦"（458b 20，462b 1）这样一种日常表达（所以说他并未致力于改造语言），但"看见"一词不预设任何东西的存在，即任何能与"看见"这一行为的主体区别开来的东西，无论是意象还是幻影。在亚里士多德看来，动词"phainesthai"（其含义介于"看似"与"仿佛"之间）完美诠释了作为幻象的梦究竟为何物，正因如此，我们才在前文提出将"phantasma"翻译成"似真非真的画面"。

亚里士多德决定通过一些"边缘"时刻，如入睡和梦醒的时候（462a 10）来研究或解释梦。这一选择再次体现出他的批判精神。人们对这一研究方法的苛责之处常在于：亚里士多德把注意力从梦"本身"转移开来，不关注其固有的独特性，反而去研究多种现象交错形成的过渡状态。这些批评者认为，我们应探索梦中绝对隐秘的部分，捕捉其存在本身及固有光辉。不过，一旦我们准备揭开梦的奥秘，就会发现睡眠"边缘"时刻的优越性。在这些时候，我们能够观察到幻象生成和消散的过程。"因为有时人在醒后会发现，梦中那些看似真实的画面不过是感官活动的产物"（462a 10-12）。下文我们会说到，柯勒律治（Coleridge）也曾邀请读者观察入睡与醒来的时刻，甚至提出在感官正活跃的清醒状态下去捕捉梦中意象的真义。

于是我们发现，亚里士多德将注意力聚焦于梦的某一方面而抛开其他不谈，这个方面，我们现在可称其为"意象的类真性"（la «semblance d'images»）。在这一思路的引导下，他暂且搁置了梦的理性自我部分（les contenus idéatifs），叙述的结构脉络以及语言的风格调性等问题。一个典型的例子就是，亚里士多德曾两次将"想法"或者说"念头"排除于其研究范围之外："有时，除了似真非真的画面，还会有其他思维产物出现于睡眠中"（458b 16）。他还说过："我们不能把睡眠中产生的真实想法称为梦，它们形成于似真非真的画面之外"（462a 29）。其言下之意似乎是，思维就是思维，它可以来自睡眠之内，也可产生于其外。如果我们把思维与画面结合来看，那么梦从整体上会更具连续性和稳定性，但亚里士多德的分析却意在使梦解体，分辨出其组成部分。换句话说，他不承认"梦空间"的存在，不认为这空间里的所有事物会变成全然不同的存在体。没有其他空间，没有其他存在体，没有另外一个世界，一切不过是自然存在体和思维的产物（思维与自然紧密相连）。于是，亚里士多德推翻了关于梦的"信念"，正是这些信念让我们在研究梦时难辨真相。他似乎为此付出了代价，牺牲了部分明察之力，因为他不允许自己对睡眠过程中出现的"想法"或"认知"产生怀疑。当亚里士多德说入眠者知道自己正在睡觉时，他并不怀疑这一认知。而我们可以说，人以为知晓自己正睡着，可是这认知本身也是幻象，因为不存在决定性的证据来证实或推翻它。[1]

---

[1] 自 N. 马尔科姆（N. Malcolm）发表超批评著作《做梦时》（*Dreaming*, Routledge and Kegan Paul,1959）以来，由亚里士多德这一论断——即梦中可能会产生"真正的思想"——引发的争议就源源不绝。来自两大对立阵营的代表性论述有：*Philosophical Essays on Dreaming*, Éd. C. Dunlop, Cornell Univ. Press, 1977; H. Putnam, «Dreaming and Depth-Grammar», *Mind, Language et Reality, Philosophical Papers*, vol. 2, Cambridge Univ. Press, 1975。处于睡眠状态的思想无法发挥或者说完全发挥作用，这一点毋庸置疑，但由此否认其活动则近于诡辩，我们不必反驳这一观点，因为驳也无用，除非是作为一种辩论练习。

《论梦》在一连串的定义中逐步推进，每个定义都是对于前一个定义的修正与明确，于是定义形成一个自我分解的过程："我们于睡眠中看到的似真非真的画面，并不都是梦"（485b 25，462a 17）；"梦似乎是类真性的一种表现形式"（459a 19）；"梦是类真性在睡眠中的体现形式"（462b 16）；"梦即是人在睡眠过程中因感官活动而产生的似真非真的画面"（462a 30）。作者对已有观点进行了限制或修正，其最关键的举动在于把似真非真的画面重新置于其生理与心理基础之上进行考虑，并从这些画面所具有的确实性以及跳脱于梦的"信念"之外的部分出发来进行研究。虽然文中提出的某些生理学思考极为荒诞（确实如此），但我们在为此生气之前，不如先考虑一下催生这些思考的缘由。

荒诞处之一在于，作者选择了一个高度虚幻的事物的成因作为研究对象："处于经期的女子只需向那些分外光洁的镜子看上一眼，镜面就会泛起一片血红的云"（459b 28-29）。关于亚里士多德的这段"题外话"（穆尼耶如此称之），我们曾多次强调，作者试图以镜子为例将感觉器官的活动明确化或者说形象化，这些活动是造成"似真非真"效果的基础，梦的幻象围绕这些画面最终成形。既已多次强调，便无须赘言，另外，我们也不必将关注点放在这位古代自然学家关于臆想（fantasmes，此处取其当代的含义）的寻常评论上，现在值得思考的是，这些"分外光洁"的镜子究竟对应着心理系统的哪一部分。由于亚里士多德用到的意象多种多样，具有很大的自由度，常出现在文章的细微之处，服务于某种临时的目的，所以我们无法从中看到一个概念体系应有的逻辑连贯性。不过，既然作者花费一页多笔墨来阐述镜子这一例子（458b 25-460b），我们或可从中获得些许领悟。

镜子所呈现的，首先是一个表面（更准确地说，是"位于表面的东西"）。表面，即可见之地、现形之地，与事物的内部相对，所以"épipolazein"（"现于表面""来至表面"）这一动词至关重要。在这里及其作品的其他地方，亚里士多德都用到一系列具有连贯性的词汇，意在强势推出一个观点：所有感觉器官都拥有一个"表面"，这表面与深层、与内部有着清晰的区别。但表面之所以能成为表面，皆在于它与所覆盖的内里之间的关系。身体内部产生的活动，通过一种类似传染的过程扩展至表面，继而显现出来。与之相反，外源性活动〔或者说"刺激"（stimuli）——这是 W. S. 海特（W. S. Hett）在洛布〔1〕（Loeb）译本对"kineseis"一词多次采取的一种有趣译法〕则先是达于表面，然后由此开始向内部扩散。前文

---

〔1〕 即洛布古典丛书（The Loeb Classical Library）。——译注

例子中镜上所发生的正是这一过程。亚里士多德没有把关注点局限于反光的镜面（或者说没有遵循一种抽象思维，或许有人会沿此思路展开光学几何方面的研究），而是把铜镜视作一个器官，这器官的不同部分（包括表面与深层）协同作用进而完成一项功能："新镜子上的污点（作者佯称此系经期女子的目光造成）之所以无法轻易消失，是因为镜面干净而光滑。污点既深入了镜子内部，同时也在镜面大面积扩散——能够深入，是因为镜子洁净；能存于表面，是因为镜子光滑。"（460a 20—22）

纵观整个心理系统，其中能被比作镜子的就是感官，尤其是视觉，或者说是让视觉成为可能的东西，而眼睛只不过是其中一环。那些似真非真的画面，不论是外源性还是内源性的，都显现于一个表面之上，这表面分隔开同时也联结起外部与内部、世界与心灵。这片区域具有相对特殊的功能，它具有可渗透性，因而能够确保两侧世界的交换互通，同时也具有敏感性，所以能记录并放大那些微小的差异和活动。这一系列微小的活动，尤其是发源于内部的活动，在感官表面显现出来，就形成了梦。

不论是入睡之人，还是以为自己确有所梦的清醒之人，对于他们来说，是信念把这些微小活动变成了通常意义上的梦。这一信念存于多个层面：相信产生于内部的东西来自外界，相信类似某物的东西即是此物本身，相信原本不像任何东西的一个东西类似于某物（这是作者在探讨微弱的相似性时反复提起的一个主题），相信自己确有所见（不论是一个"意象"还是一个"梦"）。这些各层面的信念相互作用而变得愈发强烈，然而亚里士多德的研究目的就在于消除这些信念。他心怀平和，因而不愿对人之常理发起无谓挑战，同时又头脑清醒——这是一种双重意义上的"清醒"，所以不会任由思想偏离事物之固有光辉。

　　在梦中，我们有时会和自己认识的人在一起，他们虽与真实样貌毫无相像之处，却能被我们认出。我们的大脑辨识机制受损了。

——瓦莱里

　　我确信，大多数有关梦的现象，都与神经心理活动产生及感知过程中发生的紊乱有关。我们无法认出（或延迟认出）原本认识的事物，同时也能认出原本不认识的事物。

——瓦莱里

　　梦这一现象，只有在缺席状态下才可被观察。"做梦"这一动词几乎不具有时效性。

——瓦莱里

我们想象着世上有一群不知梦为何物的人倾听着我们讲述梦。我们中会有一人来看看这些不梦之人，慢慢学着理解他们，同时使其理解我们……

——维特根斯坦

怎么知道"我有梦到这个或梦到那个"？有趣的是，从未有人将梦展示出来以告知我们这些。

——维特根斯坦

我们若是沿此思路走下去，相当于舍弃了什么呢？

似乎是舍弃了一种魅力、一种故事性，舍弃了梦所具有的美好的、绚烂的以及深具启发意义的东西。

事实上，若是这样下结论，就相当于简化甚至歪曲了超批评主义的行为及其对立面，后者亦非看似华丽或深刻的陈词滥调。我们面前有两条路。第一条，便是全力避免自己陷入幻象，同时还需防范误入另一种错觉的危险，即忽略幻象所具有的深刻必要性——因为如果没有幻象，梦就无法成梦，只会充满痛苦和疯狂。瓦莱里就没能完全避免这一风险，他有时好像很厌恶梦，恨梦让自己坠落，于是想从"纯粹"的精神活动中获得一种救赎或弥补。而维特根斯坦则以其独有的幽默方式，不断向前发掘"轻信"这一心态的新层面。他把思想与轻信割裂开来——因为思想本就不愿与轻信为伍，似乎意欲寻找一个更为完整的信念之地，在这里，研究者投身于火热的思想活动中，拒绝轻信的诱惑，却身不由己被卷入一个进程中，他当时无法想象这是怎样一个进程，后来却会发现此中妙处。

第三章　柯勒律治：磷光

　　烛光抹去了似是而非的幻影

——哈特利·柯勒律治^[1]，6 岁

　　1789 年，柯勒律治写下了《子夜凝霜》（Frost at
Midnight）。"极致的岑寂"环绕于书桌四周，孙子及家中
其他人已在身旁"安然入眠"，而诗人涌动的思绪却仍在
寻找世上一方安身之地，寻找身边万物中能接纳或安抚自
己的东西。屋外，"执行着秘密任务的霜"在悄然发挥作
用，"没有借助丝毫风力"而把檐下水滴凝成了"寂静的
冰柱"，映出"无声的月光"。正是这凝霜带来了奇妙的平

---

〔1〕即 Hartley Coleridge，英国诗人、散文家、传记家，本文研究对
　　象诗人塞缪尔·泰勒·柯勒律治（Samuel Taylor Coleridge）的长
　　子。——译注

衡，让思绪与万物暂停一切跃动与纷乱，变得醒目、澄亮甚至透明，有如被月光照亮的冰，有如远眺之下的瀑布——水珠的运动既被隐去又被凸显——"距离隐去了动态，梳理了瀑布"（第 1559 条）。思维正应立足于此地。当我们阅读皮埃尔·莱里斯（Pierre Leyris）所选译的文章[1]时，也需朝着这一境地前行。

　　这些文章呈现出一个别样的柯勒律治，我们能由此近观诗人的思维活动。阅读与行走这两个方面，在文中相互结合，彼此照亮。书让他喜、让他狂，他嗜书且噬书，长篇累牍地摘抄，撷取词句与思想，亦常加以转用，并在此过程中加入个人风格。他含英咀华，将所读融于自己文中，因此被迫与抄袭之名抗争。他反过来指控文豪大家也曾抄袭——包括对其影响甚多的谢林（Schelling），意图以此逃脱罪名。身怀大才的他写下如下金句，既是对剽窃者种种手段的痛斥，亦似下意识的自我谴责："剽窃者总是怕自己被剽窃，就像我们常常发现，小偷走路时手总是揣在兜里"（第 224 条）。

　　行走。诗人以身体丈量所历景色，汲取其中万般变化，执一支劲笔——当言不能达意时，他便求之于画——

---

〔1〕 "Introduction aux *Carnets* de Coleridge", Belin, «Littérature et politique», 1987.

不知疲倦地录述着自然的种种起伏、形态、身影以及其间或细微或显著的差异。所有这些，无法立时尽述，却引人投身其间。这些本身即如此的东西，深撼人心，无法再造，因而在诗人看来，想象活动的钥匙就藏于其间。

我们知道，柯勒律治在《文学传记》（*Biographia Literaria*）中关于想象（而非幻想或臆想）的论述虽隐秘却颇具雄心。其间所涉问题，在行走中被激起，也在行走中得到具象化呈现。阅读是与行走平行展开的另一活动，诗人在阅读时探索文体中的景致（格律、诗作、诗句、声音、画面），在《笔记》（*Carnets*）这样一个全无限制的空间中运用各式文体，于是迫使读者时时跳跃于多种事物之间。这些笔记的组织方式虽无章法（即便有，也是灵活之法），其面貌却全无分裂之态，形成一种奇妙的回响。

《笔记》是否是诗的背面？柯勒律治本能成就不世出的巨作，却在修筑这座思想丰碑时不断修改计划。一旦想到这传奇行为，我们就会发现，《笔记》正是诗的天然之境，供读者见识诗歌的广阔格局和落败过程。评论家瑞恰慈（I. A. Richards）曾写道[1]：柯勒律治身兼多种非凡之才，"为自己定下了超凡的宏大任务"。我们只需读一读《笔记》的第 161 条［"我的作品"（Mes œuvres）］及

---

［1］ "Introduction à *The Portable Coleridge*", Penguin Books, 1978.

第 174 条的 27 个题目，便可明白这一点。读者或许常会疑心，诗人是否真心想要投入这些任务并将其完成，还是只求借想象将自己投射其中，向着这些任务前行？例如，《文学传记》中提到的一个关于"语哲学"[1]的词条就从未真正完成。此外，诗人还在第 2357 条中写道："在我的形而上哲学作品的前言里……"

正是通过这些计划或者说借助这种投射，作者在《笔记》中完成了本需几千页、几千小时、无数文字才能实现的目标——即冒着注意力被分散且再不能集中的风险，投身于"多样"与"无尽"之中。这是一场没有地图的航行，诗人在可感（le perceptible）与可思（le pensable）的大海之上随波逐流，《老水手之歌》（*Dit du Vieux Marin*）中的画面——跃然读者眼前，呈现出丰富的景象、可怖的危险以及流浪者心中挥之不去的那份罪恶感。

深夜，家中亲人都睡了，而柯勒律治却投身于何物之

---

[1] 即 Logosophia，这是阿根廷思想家、人文主义者冈萨雷斯·佩高切（Carlos Bernardo González Pecotche）于 1930 年提出的一个伦理学及哲学概念，其基本主张是：人可以通过一系列有意识的精神活动，将心智功能从影响个体的内外因素下解放出来，从而帮助自身更好地认识自己、人类、神、宇宙及其永恒法则，达到自我完善的目标。"Logosophia"一词由希腊语词根"logos"（语言）和"sophos"（智慧）组成，强调语言的创造之力及其对于终极智慧的表达力。这里的中文译法保留了两词根的原义。——译注

中？为什么这东西有罪？

他沉醉于思想，沉醉于夜里唯一可行的活动——思考，天马行空的思考。"这些机锋暗语，这些本能之思，常常是'可思'（cogitabilia）而非'我思'（cogitata a me），不应被理解成我的确定想法……"[1]诗人虽醉心于思考，却又立即自责，把所思称为"闲散的臆想"或"深奥的随想"，他指的当然是自己关于哲学与宗教的沉思。这些思考可能会动摇那份受天真信仰所庇佑的简单之心，所以他的诗作《风弦琴》（*The Eolian Harp*）才受到了妻子莎拉的"温柔批评"。《笔记》呈现了诗人思考过程中的一系列瞬间，我们由此发现，危险藏于更深处，藏于一种分散的状态中，诗人对于事物——不论自然之物还是精神之物——的感知力与关注力一旦陷入这种状态，便是万劫不复。

这种思维活动虽闲散（oisive）甚至无用（oiseuse），但仍不失为活动，是一种因众人皆睡而更显清醒的活动。

但这一思维活动也是有罪的，它寄生于他人的睡眠之上，从中窃取养分与时间。所有人都服从于睡眠法则，因为睡眠将人与世界融为一体，使人通过投入自我而非藏匿自我而达于虔诚之境。

---

〔1〕 *Carnets*, 18, cité par K. Coburn dans *The Note Books of S. T. Coleridge*, Routledge and Kegan Paul, Londres, 1957, I, p. 13.

　　强烈关注甚至过分关注世界的多样性，岂不意味着暗中拒绝自我？真正爱自然，就是准备好入睡，把睡眠视作祈祷——即人面对强大的自然之力时的无声祈祷——的一种延续。

> ……心怀恭敬与驯顺
>
> 不藏私欲，不抱己见，
>
> 但存祈求之心……
>
> ——《睡眠之痛》(*The Pains of Sleep*)

　　如果说作品就是作者本意的化身，就是颂扬自然之"伟力与无限智慧"的一曲赞歌，那么它难道不应找到人与睡眠间的一种和解之道吗？

　　然而对于柯勒律治来说，睡眠却常意味着折磨，他不由得将其视为自己应受的惩罚。

　　被噩梦所扰的他深深感觉到，自己对此也负有部分责任。梦中有凶人来犯，有恶妇憎恶他全身上下，他呼救着，但求离开此地，然而这不堪忍受的境地只存于他内心，只为他一人而存在。他只有喊出声来，只有听到赶来救援的人的真实呼叫，才能重返人间，重回善意世界。

　　在他的精神世界里，地狱之门大开。这天才大脑长期受虐于鸦片和酒精，格外容易兴奋。睡眠把诗人带回自我核心，带回童年，然后把他独自一人留在内外坐标全失的焦灼之地。在这里，他已不知耳边究竟是自己还是孩子在呻吟，是门在吱呀作响还是草间动物发出了声响（第1416条）。

思维在低质量的睡眠中一直"奔跑"。若是平和的睡眠，自会抛下一切思想（"不抱己见"），趋向于爱。然而，展现出非凡的分散之力的《笔记》却让我们看到，柯勒律治无力刹住自己奔腾的思绪[1]。

他的思维一旦停歇，片刻后便会再次跃动；若一时断线，则将引出另一线索。思维由自我中生发而出，源源不绝，显出一种可怖又可叹的连贯性，而"恶"恰在于此："我希望至少能想明白一件事，即精神之恶的源头在于思绪在无限组合过程中显现出的激流奔涌般的自然本性……"（第1770条）"奔涌"的思维因其"迅猛"（第1421条）而被比作奔腾不息的水流，这水流又顺应着一

---

[1] 或者说，他无力将自己的思维固定下来，赋予其一种确定性。不确定性本难避免，别人可能安之若素，但柯勒律治却为此深感焦虑。济慈（Keats）的分析可谓一语中的，他把这样一种能力——即"身处不确定性、神秘性与疑虑之中却不气恼、不急于寻找事实及原因的能力"——视为莎士比亚（Shakespeare）文学创作的基本条件。"例如（此处应把'例如'理解为'反之'）柯勒律治却抛开了这种源自神秘性殿堂的，看似光鲜实则独立于事实之外的可能性，因为他没办法满足于一种半知半解的状态……"（à George et Tom Keats, 21 décembre 1817）

路上难料的地势起伏而不断分流。不过，柯勒律治的思绪虽被分流，却仍来势汹涌。这思绪终会归于自我，但在整个过程中却处于被动状态，任由激流裹挟着向前。柯勒律治无意也无力给人以能够主宰自己思绪的印象，对他来说，世上没有什么东西是不重要的或者说可忽视的，无论是蜥蜴的动作、云的形状、孩子的话、罐中尿液的美丽颜色，还是推理或感知层面的谬误——万物皆有其用。无数思绪就在这难料的大潮中，一一枯竭，一一死去。

面对这无与伦比的思想大潮，读者深感满足，其双眼可任意追随一段描述、一段沉思，细品不同片段间或不同语调间那令人沉醉的断续之感。而柯勒律治自己，却无法摆脱所有疑虑和痛苦抵达此境，他知道，奔涌的思维不能脱离其下游之地而存在。这断续之感（若是过当，就会成为懒散、精神孱弱、意志力缺失的体现），他每次须得想要它，它才会产生。他知道自己是想要的，但这意愿却对自身无所觉察，他被迫说出这一"意愿"，一种不情不愿的意愿。所以说，当睡眠、幻想和梦境将他引向"有害的想法"时，他自己也难逃其咎。

因此，他永远无法摆脱内心的挣扎［这种思想斗争在他的神学理念及神圣统一性（l'unité divine）观念的发展历程中都有所体现］，无法清晰分辨出思想这一行为的两面性。我们已经知道，思想的第一面就是祈祷，就是对于世界多样性——虽多样却非彻底分裂——的爱与敬。这一情感趋向会使人沉醉却不迷失："让我把整个生命全部沉浸于这个枝丫摇曳、根系盘错的世界中。"（第 2026 条，由一棵小灌木引发的思考）

而思想的第二种活动，就藏在第一种活动背后，是一条通向"恶"的堕落之路。不论是梦、遐想、幻觉还是感知谬误，所有这些时刻都见证了我如何发现心中荒谬念头已然成形却并不惊慌。阴影中的我愚弄了自己，将自己轻率地推向那些被我赋予外形（l'extériorité/outness）的意象。不论我是虔诚地承认了世界真相，还是代之以自己臆造的假象，总之，世界的现实由我主宰〔伯克利（Berkeley）〕。

思想洪流不断组合交汇，奔涌于诗人大脑之中，这一形象不正代表了自然及其自由之力吗？我们在阅读柯勒律治时拜服于其才华，不正因仰慕人类精神之本性吗？这本性，凌驾于所有个体肉身之上。然而读者所遵循的这一思路，却为诗人所弃。对于柯勒律治来说，在思想中观察到自然本性的作用从而为自己洗脱所有罪责，这是完全不可能的事。

那么，人类的思想是否绝非清白？柯勒律治望着熟睡的孙子，自问道："看看天真的孩子们，看看他们温柔沉睡的样子与那福佑一般的状态，这一切是否推翻了我的猜想，即恶来自由思想组合而形成的激流？"（第1770条）孩子本身受制于梦，梦的罪感在他们身上留下了痕迹，"那奇怪的东西——孩童之梦"控制着他们 ["夜莺"（The Nightingale）]。柯勒律治比任何人都更深切地感受到了这种痛苦，他的睡眠与思想都是被"扰乱"（distempered）的，毫无内在秩序，尽失克制之态。于是悬崖突现于脚下，坠入其间的沉睡者不仅没有进入安歇状态，反而会醒来，或产生醒来的意愿。

这一经验与柯勒律治的神学思想是一致的。诗人倾向于认为，在人类身处天堂、未落人间时，睡眠是不受折磨的，绝对纯洁且出于自愿（第191条）。

《笔记》来自日复一日的记录，与其他作家不同，柯勒律治的《笔记》不是其作品的附庸，也非草稿或素材的堆积之地，而反映出一种责任意识。诗人独对自我，把行走山中的万千故事细细数来，一一再现，此时的他丝毫没有停止思考。当他随心而动以目光追随某一线条、某道光影、某种色彩组合或是某一颜色里融合的多种晕调时，他的思想早已嵌入这些形态，从中汲取着养分。在世间万物及其种种形态中，柯勒律治找到了思想的出发点与落脚点，他努力把思想自然化、纯粹化，以填充那一直威胁他的空——这空横亘于思想与自我之间，横亘于他的思想与亲人的生命之间，横亘于他与生命之间。他不会像瓦莱里一样看待自然景象："哦，思考之后的嘉奖……"因为对他来说，注视即意味着使思想重归源头。

我们会发现，事实上，柯勒律治从未以科学家式的中性笔触来记述自然细节。这些细节每次出现时，都会刺激或者说重振他那敏感的神经，正是这种力量构成了万物的生命："自然仅存于我们的生命中。"[《沮丧：一曲颂歌》（Dejection）]他似乎完全不受距离之扰，在自己身上，在视觉与听觉的内部研究着自然百态，努力将其重现。如果说自然与思想的这种结合在谢林笔下形成了理论，那么柯勒律治则是借助被激发的感官在一个个细节中体会着这一结合。

就这样，梦也将重返自然巨作（Grand Œuvre de la Nature）的范畴。诚然，梦是假象、是重影（doublement），梦中画面以及所有似是而非的场景会被误认成真，而且梦醒之后，精神会把幻象固化下来，于是做梦人就迷信地以为梦也有其物质的一面："仿佛睡眠之中真有一个物质'王国'，一旦倒在枕头上我就能踏入这国度……"（第1718条）从此，柯勒律治全身心地投入到一件事中——即观察并重现梦实际产生的方式以及这一活动所遵循的秩序。他截取感官在清醒时犯错的瞬间，捕捉视觉、触觉与听觉的无数失误，甚至还在自己身上试验这种失误延续或加倍的效果。就像孩子会拿自己的视觉做游戏一样，柯勒律治也会按压眼皮（第2394条），用彩色玻璃杯做实验玩（第1412条），或抓住自己把两片树叶错看成鸢的瞬间（第1668条），试图借此理解梦中画面究竟如何以真实感觉（比如表的嘀嗒声、身体的姿势、浮肿的眼皮等）为基础、为素材产生。他甚至还提出，梦一直笼罩着感官，寄生于感官之上，创造出了第二重感知。只有处于清醒状态的朴素的精神（他深深体会到酒精和鸦片怎样摧毁了这种精神之朴素）才能时刻帮人纠正方向、重建真相。其实他想得还要更远，如果我们追随其思路，就会发现，通往真相的感官与通往幻象的梦境之间的对立关系早已消解，虽然我们原以为这一关系极为牢固且重要。现在我们明白，假如没有外在感知（le sens de l'extériorité）作为延伸，人的感官系统就会是自我封闭的，不见亦不闻。不过这种外在感知既能把事物之真相呈现于眼前，也能把想象引向虚影幻界。

确实，我们发现柯勒律治和波德莱尔（Baudelaire）一样，都怀有一种无法实现的矛盾的愿望。他们渴望永恒之眠，渴望一场能把人从生活、失眠以及噩梦的折磨中解脱出来的睡眠，且这睡眠不同于死亡。他们渴望"一百万年只醒来一次，只几分钟，足以知道还可再睡一百万年即可"[《致约翰·塞尔沃》（*Lettre à John Thelwall*），1797年10月14日]。或者说，他们渴望一种由睡眠与纯真构成的死亡，其间没有离别亦无衰老，这死亡能将幼童带入睡眠核心，使其避开"知我必死"（se-savoir-mourir）的体验，也能以"爱之思"（pensée d'Amour）（第2866条）的力量瞬间掳走成年人，带其重返童年。

柯勒律治与波德莱尔的这一渴望虽是发自肺腑，却仍与诗人活跃的思维中最本质的东西格格不入。我们看到，柯勒律治与幻象不知疲倦地抗争着，最出人意料的是，这些幻象常出现在意识的过渡时刻（比如入睡过程中、半睡半醒时、焦虑亢奋时以及懵懂的初醒时刻），且越来越频繁地形成于夜深时分。我们发现，柯勒律治的大量观察笔记都写于众人皆睡而他独醒的时刻。月色清清，烛焰尖尖，皆构成一种帘幕，透过这帘幕看去，事物改换了形貌，现出幻化之力。此刻，柯勒律治或睁大或微合双目，意欲收揽起夜的光华。种种"似是而非"的"幻影"（ces sembles）从灵魂内部、从不安的童年深处涌出，这些幻影困扰着哈特利，也使其父心生恐惧。不过现在，这惧意却被一种源于世界、源于夜内部的非侵入性光芒治愈了。被点亮的双眼开始灼灼放光，正如哈特利凝望月亮的泪眼："……他含泪的眼睛映出多少月光！"（第219条）柯勒律治的心灵与身体仿佛都散发出一种磷光，一种他能够看见的光（"在喝下一杯红酒、两大杯潘趣酒后心情大好的时候……"）："……我按了按大腿，大片白色光雾便从中溢出，好像鬼魂的腿一样。"（第1108条）在这种幸甚至哉的时刻，一切都如此轻易，如此清晰，梦与现实虽未相融，却也不再相争。被注视、被爱的幻象恢复了其原有的丰富性，将我们再次引入真实世界。

第四章　奈瓦尔[1]与梦的失却

就像有人会失眠一样，也有人会"失梦"。《奥蕾莉娅》[2]（*Aurélia*）讲述的就是一个人逐渐失去梦的故事——

---

[1] 钱拉·德·奈瓦尔（Gérard de Nerval, 1808—1855），法国诗人、作家，原名钱拉·拉布吕尼（Gérard Labrunie），法国浪漫派的急先锋。1841年2月，奈瓦尔第一次因精神失常入院，同年3月再次犯病，被关在布朗什医生（le docteur Blanche）的精神病院中长达10个月之久。禁闭期间，奈瓦尔在一张自己的人像照下方写道："我即彼人"（Je suis l'autre）。生命末期，奈瓦尔精神失常愈加频繁，其最重要的作品如《通灵者》《十月之夜》《西尔薇娅》《火的女儿》《奥蕾莉娅》等，皆创作于这一阶段。——译注

[2] 《奥蕾莉娅》原名《梦境与生活》（*Le Rêve et la Vie*），出版于1854年，是奈瓦尔记录自己梦境与情感的一部散文诗（prose poétique）形式的叙事作品，自称展现了"堕入地狱"的过程。这部作品诡谲晦涩，直至20世纪上半叶才得益于超现实主义作家的推介真正进入大众视野。奈瓦尔被认为是西方首位以第一人称记录并解读梦境的作家。长期以来，梦与疯被认为密切相关，疯癫即为"白日做梦"，而奈瓦尔冲破了讳言疯癫的社会传统，赋梦境和疯癫话语权，给所谓"疯人"思考甚至"推理"的权利。理解《奥蕾莉娅》的关键主要有三。其一在于写作视角的特殊性：奈瓦尔在创作《奥蕾莉娅》时，

不过主人公确实也失眠了。这部叙事作品中处处是梦，满溢而出，呈现的却是梦流失的过程。主人公失去的当然不是想象与记忆的能力，也不是以思维生动呈现事物的能力，恰恰相反，奈瓦尔赋予了他一种全景式的、富于细节的幻象，预示了兰波（Rimbaud）笔下那个能把"一座工厂真真切切看成清真寺"的"通灵者"的出现〔《地狱一季》（Une saison en enfer）〕。主人公所失去的，其实是在梦醒时分——尤其是梦中断或结束时——感知到的自我与自我间的奇特错位。失去这一能力，就意味着做梦机能被摧毁。另外，《奥蕾莉娅》告诉我们，如果不是醒来的一刻把我们与梦境隔开，就不会有梦。梦因其最后界

（接上页）已因严重的精神病住院，他以病者而非医者视角，记录了"疯病"在自己身上的影响，描述梦如何侵入生活，直至虚实难辨，其写作目的就在描绘幻象，捕捉其特征。其二在于作者所用语言：语言本是文明和理智的产物，而奈瓦尔有意书写人类意识暗区，表达无可名状之物，因此他创造出一种与主流思维体系相悖的语言，以期呈现想象或幻象，以一种"全新的光明"照耀理智之外的思维暗区。其三在于作品的编辑问题：奈瓦尔去世后，无人知晓他留下的《奥蕾莉娅》第二部分到底是否完结。虽然《巴黎杂志》（Revue de Paris）的编辑路易·于尔巴克（Louis Ulbach）及泰奥菲尔·戈蒂耶声称所刊《奥蕾莉娅》完全尊重原稿，但此版本的完整性和准确性却饱受质疑，一些学者认为其中有遗漏、误增（将同一片段的不同版本同时收录）或安插错误的篇章等现象（Jean Guillaume, «Études nervaliennes et romantiques, IX», Masques et visage. Entretien avec Jean-Louis Préat, Namur, Presses universitaires, 1988）。——译注

线而存在，因其被终止、被置于精神的较暗区域，才得以成为梦。然而，这并不意味着梦只是一个回溯式的幻象（illusion rétrospective，这一说法仅因其作为假说所具有的美感及启发性意义就得到一些理论家的支持）。梦是清醒思维所力图挣脱的东西，后者由梦而出——虽常怀留恋，却能继续融入现实。还有，我们之所以如此需要梦，其实是为了梦醒时能将心中念头或画面沉淀一下，让头脑不致昏沉懵懂。

梦具有一种可怕的连贯性，作家奈瓦尔曾在其中漂泊迷失，不过他具有一种令人叹服的出众的能力，即在描写梦如何一步步发生时，将自己抽离出来。他所施展的是一种分离之术。[1] 谈到《西尔薇娅》（Sylvie）时，作者曾出此象征之语："我写得很艰难，几乎一直是用铅笔写在分散的纸张上……"[2] 奈瓦尔拥有很强的求知欲和接受力，曾从史威登堡（Swedenborg）及一众作者那里汲取过营养。不过，与这些人相反，他所找到的路其实通往一种尖锐而熟悉的现实主义，他呈现于我们眼前的不只是身体

---

[1] 在《奥蕾莉娅》中，故事讲述者一分为二，"我"既是正在做梦的疯癫主人公，也是旁观者、评述者、分析者。两个"我"时而合一，时而独立。奈瓦尔一直保持意识清醒，用疯人特有的理性观察梦与生活的复杂关系，在内外两种自我间维持微妙的距离感。这种双重叙述者的设置增加了作品的复杂性和阅读难度。——译注

[2] *Œuvres*, éd. par H. Lemaitre, Éd. Garnier, 1966, p. 804.

与灵魂的躁动，还有此前从未被发现的巴黎的样子〔虽然雷蒂夫·德·拉·布勒托纳（Restif de la Bretonne）对此有所预见〕。而且当他把以上两方面结合起来时，明晰的光就照亮了巴黎漫步这一行为。我们追随着他的脚步，仿佛第一次见识了什么叫巴黎漫步——既徐行于现实之中，也遨游于自我的精神世界里。奈瓦尔或许是个探梦者，因为他不会脱离睡眠观察梦，睡眠为梦筑就了边界，让梦成为可能，同时他也不会脱离梦所指向的真实事物来谈梦。说他是探梦者，还有一个更重要的原因，那就是他在构建故事时一直试图和人物划清界限，哪怕后者完全取材于他自己的生活。这一行为特点和他在《通灵者》（*Les Illuminés*）中所描述的比赛特王[1]（Roi de Bicêtre）如出一辙："我与那些忘我的粗鄙狂人不同，他们始终确信自己就是笔下人物。"与斯皮法姆类似，奈瓦尔的意识"一分为二，彼此独立，他时常感觉自己如在梦中"。字里行间的

---

〔1〕《比赛特王》为奈瓦尔所著短篇小说，描绘了学者兼律师拉乌尔·斯皮法姆（Raoul Spifame，1500—1563）的一生。斯皮法姆面貌酷肖亨利二世，后来精神失常，以为自己就是亨利二世，因而被禁于位于比赛特的疯人院，住院期间以"亨利二世"之名签署了一系列荒唐却有益于人民的"国王政令"。奈瓦尔于1839年以其生平为蓝本创作了《奇人传——格朗热领主斯皮法姆》（*Biographie singulière, Raoul Spifame, seigneur des Granges*，1839），后收入1852年出版的《通灵者》一书中。——译注

讽刺意味、距离感与些许幽默感正是从梦中得来，奈瓦尔借此清晰观察到自己常陷入一种怎样的混沌状态。在这种睡醒难辨的状态下，梦无法存在，于是便瓦解了。

　　疯人会做梦吗？会像我们一样做梦吗？睡眠与梦境会给予他们重新立足于人类共同基石上的机会吗？面对这个问题，《奥蕾莉娅》的主人公明确给出了否定的回答，而彼时的他正处于人生中最焦虑、最疯狂的时期："我从没觉得睡觉是休息。"[1]这话太可怕，足以劝退那些将奈瓦尔推向癫狂的解读者，且不论他们是心怀鬼胎还是无意而为之。作家受尽这癫狂的折磨，始终想要从中逃脱。这满口疯言的人当街脱衣，口诵圣歌，和外国人吵架，甚至威胁人家生命。他迫切要求脑中想法能在现实中获得成形、验证与实现的机会。在"梦"里，疯狂的念头仍在继续，"梦"也不能令其平复。

　　诗人随时面对思想可能陷入混乱的危险，但"奈瓦尔"这一恰如其分的名字却将他置于对抗乱象的有利位置，或者说，至少能帮他将此视为一个客观现象，一种可从外部观察的神经活动。"NERVAL，E：形容词。医学：对神经有益的，如'神经药物'（Remèdes nervaux）。植物：与叶脉相关的或由这一含义而来的，如'脉状卷须'（Vrilles

---

[1] Nerval, *Œuvres, op. cit.*, p. 823.

nervales）。解剖学：'神经骨类'（Os nervaux）、'神经骨缝'（suture nervale）。安布鲁瓦兹·帕雷（Ambroise Paré）曾提出'脉状草'（herbes nervales）这一名称，包括鼠尾草、迷迭香等植物。"[1]钱拉·拉布吕尼为自己起笔名"奈瓦尔"，或许我们应把这名字的词源与它的另一个更广为人知的由来并列考虑，"奈瓦尔"其实也是诗人家族属地的名字。[2]诗人以其注视梦的目光为"梦"打上了"奈瓦尔"的印记——"目光"一词尚不足，含有过多被动的意味，并以同样的方式为自己整个精神世界打上了奈式印记。这精神世界是一张由思想、情绪、画面织就的网络，而诗人作为人、作为主体，自然是网络的中心与源头。同时，这精神世界也存在于远方，作为看客的诗人一分为二，内心焦灼，急于观察那些使他得以生存、感知、思考的东西，那些构成他本身的东西。他把自己的精神生活客观化，这一过程与幽默感密不可分，正如《十月之夜》（Nuits d'octobre）中的一章《地精》（"Les Gnomes"）——这一章颇具"德国风情"（让我们想到霍夫曼）——所展现的那样，作者描绘或

---

〔1〕 作者此处引用了路易-保罗·菲舍尔（Louis-Paul Fischer）所著的《手术刀与羽毛笔——医者作家》（Le bistouri et la plume: les médecins écrivains, Harmattan, 2002, p. 277）中对于形容词"nerval"（即奈瓦尔名字）的释义。——译注

〔2〕 "奈瓦尔"（Nerval）也是作家的外祖父耕种过的一片庄园的名称，此地位于瓦兹省的鲁瓦西村（Loisy）附近。——译注

者说想象着地精如何忙于占领他的大脑，"推倒此间屏障"，及至引发"脑内扩散"[1]。这扩散十分危险，假如病人在梦醒前没能恢复自我意识［即"对自我主体性的感知"（le sentiment de sa subjectivité）——此处奈瓦尔引用了费希特（Fichte）之语］，那么它就有可能夺走病人的生命。这段文字为《奥蕾莉娅》埋下了伏笔，预示了故事第 1 部分第 3 章开头将人物吞没的东西的本质："用我的话说就是，此刻梦开始了向真实生活的扩散。"《十月之夜》的这一章以及下一章"我醒了""Je m'éveille"都让读者发现，危险的不是梦而是醒。地精，这些在神经系统里工作的解剖者（"我们先清洗头颅的前顶和枕骨吧，这样血液就能在脊椎上方的神经中枢里流得更轻快些"）把思维活动当戏来看，并将这场戏展示于人。此时，最大的危险正在酝酿，本该被封闭在睡眠之内的思想洪流有可能冲破周遭薄壁流散开来，而这似乎是诗人为获得极度清醒而应当付出的代价。

*

梦中人醒来了："喏，我做梦了！"在这句话所表达的感受里，已有一个"我"的形象摇晃着站立于意识断裂

---

〔1〕　Nerval, *Œuvres, op. cit.*, p. 429.

之处，试图黏合罅隙的两端。梦来过，它为我而来，或许由我而来，总之与我同来。"我曾睡着过"这一意识也能产生类似的愈合效果，能把一个原本只是高度仿真的假说变成一个追求确定性的言论。不论是精神回归心房时产生的感觉，还是前一日记忆的逐渐恢复或瞬间重现，所有这些都告诉我，我与昨夜那个精神脱缰而进入睡境的人的的确确且完完全全是一个人。不过，一旦有了梦……如果说我还能与自己完美嵌合，那就是因为我挣脱了梦中画面，令其远离清醒的自我。虽然这些画面也是我的精神产物，有权承我之名。若是我希望回忆起这些景象，则应远观之，不能再任其将我裹挟走，不能再随之入梦。如果不是这样的话，我就相当于没做过梦，而且更奇怪的一点是，我将不再做梦。

对于《奥蕾莉娅》的主人公来说，一旦梦开始向真实生活"扩散"，梦的可能性也就不复存在。读者一般难以看出这一点，因为奈瓦尔的过渡之笔看上去如此精妙。然而正是在这些过渡地带，故事的连续性产生了断裂。比如："夜里，这亲爱的身影更为清晰……"[1]做梦者此时不会再有被打断的烦恼。《奥蕾莉娅》的最后一章中有一节名为"难忘之事"（Mémorables），在这里作者向人们呈

---

[1] Ibid., pp. 811-812.

现出那些构成梦、保护梦的边界彻底消融的过程："另一天夜里，她已睡下……"我们或许会期待这句话能引出一篇梦之记述，这样的设置对读者、对奈瓦尔来说都是一种慰藉。接下来的文字确实描绘了梦或者说某一种梦所包含的典型现象："……我没法与她相见……我需付出巨大努力……"但是我们发现，身处所谓的梦境（"梦"字并未出现）中的"我"已经接替了前文中那个乞灵的"我"，这一转变丝毫不曾损害故事的连续性，两种状态的交接痕迹极其隐蔽（这得益于奈瓦尔的完美技艺，他将这一技艺时而搁置时而重拾，收放自如）。正因两个"我"之间毫无断裂痕迹，梦才消融了，"化"入"灵魂出窍的状态"[1]（cette «sorte d'extase»）。在这种状态中，清醒的意识与有梦造访的睡眠已融为一体，难分彼此。

类似地，奈瓦尔在下一段开头写道："今夜，好心的萨图尔南赶来帮我……"[2]萨图尔南赶来救助的，不是一个被严密圈禁起来，可能有梦光顾的沉睡者，而是陷于疯狂的主人公（救其于何种困境？作者未曾说明）。事实上，后面的文字近于走火入魔，类似神话，我们很难称其为"梦"，倒不如说是远古画卷上呈现的一场奇幻的空

---

〔1〕 Ibid., p. 814.
〔2〕 Ibid., p. 818.

间奔袭。大量名词与形容词聚集于此，令人窒息，它们被奈瓦尔的思想所吸收，以癫狂的方式交织在一起［如比尔基斯[1]（Balkis）、奥蕾莉娅、亚玻伦（Apollon）[2]、阿多尼斯[3]（Adonis）、救世主］。

在描述"难忘之事"中的这一刻时，作者将文字排布得极为巧妙，使之回环流畅。有些主题意象反复出现其间［如勿忘草、珍珠、来往唱和的信件、融合一切宗教的圣枝主日赞美歌（le hosanna）］，形成一种节奏感。然而，这其实是最可怕的一刻。笼罩一切的呓语，显示出一种过度的组织性或者说秩序性，这是一种做给人看、让人放心的秩序性，自以为可以掩盖或赶走那些难以控制的乱象，实则反增混乱。

接下来的几页中，又有一些迹象昭示了"梦"的来

---

〔1〕即示巴女王（reine de Saba），阿拉伯人称其为"比尔基斯"，曾出现在诸多民族宗教传说中。她统治着示巴王国，即今也门到埃塞俄比亚北部及厄立特里亚的广袤土地。——译注

〔2〕米歇尔·布里（Michel Brix）指出（*Aurélie*, introduction et notes de Michel Brix, Paris, Le Livre de Poche, 2011），此处"Apollon"指的是《新约·启示录》中的深渊天使（l'Ange de l'abîme）亚玻伦（Apollyon）。这一形象还出现在奈瓦尔的《通灵者》中："《圣经》中的亚玻伦，基督的敌人"（*Œuvres complètes*, Paris, Gallimard, 1989, «Bibliothèque de la Pléiade», p. 1752）。——译注

〔3〕东方神话人物，后进入希腊神话体系，以美貌著称。阿多尼斯每年春天复生，秋天回归地府，因此被视为季节轮替，特别是春天的象征。——译注

临，这些迹象虽不甚显眼，但我们只要关注就不会错过。
首先出现的一幕，可能是整部《奥蕾莉娅》中看似最接近
现实的一种幻象，因为这幻象如此短暂，其中离奇的元素
已被弱化，所以这幻象竟与"梦之真相"惊人地相似，而
作者在述梦过程中一直倾向美化、夸大这一"真相"。如
果说这幻象接近真相，那还有一个原因：这里的"梦"通
往最直接的或者说即将发生的现实，让人想不到其中掺
有象征手法："雪覆盖着大地……一个极幼小的女孩在变
硬的地面上踉跄而行……"〔1〕然而，引出故事的却是这样
一句话："我神游至萨阿尔达姆（Saardam）……"读至此
处，我们观察到，在主人公错乱的大脑中，有一个关于神
魄世界的思想体系正在形成，而他恰可通过"神游"〔2〕（en
esprit）时产生的幻觉与这一世界产生关联。"神游"一词
并不出乎意料，其含义似乎很明显，因为此刻的"我"知
道或认为，常人视为梦的东西，应是一场神游之旅。但这
个词也包含着全然相反的意义，它意味着做梦能力的消
失。有能力做梦，说明能够被自己的精神力量震惊，以至
于梦醒时无法马上找回自我。如果这种回溯式或者说追忆
式的震惊感消失了，一切分界线都将随之消失。

---

〔1〕 Nerval, *Œuvres, op. cit.*, p. 821.
〔2〕 Ibid., p. 771.

下一个梦虽有"梦"字做引子与结语，却很难被称为梦，这是一场彻头彻尾的疯癫幻象。"那天夜里，我的梦先来到了维也纳……"[1]这句话中有种刻意而为的怪异，将两种相反的感觉紧密相连。第一种是人与梦之间的关联感（"我的梦"），第二种则有关在入梦者体外完成的一个过程["我的梦来到了"，而非习惯性说法"（梦）把我带到了"]。"难忘之事"（这段文字如同梦的实况记录）的作者注视着自己做梦，忽然发现脑中一系列思想能够引出一连串画面，他只需想到某事某物（"我想到了俄皇那位庄重的妹妹……"[2]），这念头就会化为图像，将所思景象呈于眼前（"一阵饱含甜蜜的忧伤之情，让我眼前出现了……"）。此外，他还记录了思维活动所具有的不可预知性，这些活动独立于他的意志，无须他的参与便可自行启动，引发脑中景象的变化："突然之间，哦，莫非奇迹！我开始想到……"若是提前借用一句兰波的话（不过奈瓦尔笔下人物是病人而非探索者），我们可以说他"见证了（自己）思想绽放的过程"。奈瓦尔此时所经历的梦，不是一瞬间的幻觉——他并非在幻觉中望见了波罗的海、喀

[1] Ibid., p. 821.
[2] 这里指魏玛大公卡尔·腓特烈（Charles-Frédéric de Wermar）的妻子、俄沙皇亚历山大一世的妹妹玛丽亚·巴甫洛夫娜（Marie Paulowna）女大公。——译注

琅施塔得（Cronstadt）[1]、圣彼得堡，而是望见了自己脑中层层叠叠的景象。这些景象的出现，只为构筑起结构严整、饱含深意的一"幕"（此处文字具有政治寓意，暗指克里米亚战争），身处其间的主人公观察着自己如何注视这一切，又如何为此中显露的深意而心潮澎湃。宗教意义与至高情感先于画面与情境出现，前两者包裹着后两者，使其窒息。因此，这场梦的收尾之笔（"我的梦结束了……"）指的不是梦醒时刻，而是一幕戏、一个预言的终结。

　　现在我们已读至《奥蕾莉娅》的最后几页，作者在这里定义了自己关于梦的一次"大胆尝试"。这一尝试在于把梦"固化"，在于怀着某种目的和意愿投入梦中。"破解秘密""以我的意志为武器，冲破神秘之门""控制""降服""立规矩"，这些言辞充满攻击性，其作用不在于表现内在冲突或心理机能的分裂，而在于让读者感受到一种英雄式的激越之情（"我自认为是活在神灵注视下的英雄"[2]）——这一情怀已经完全占据了这不幸之人的内心。兰波以其神童经历和过盛能量把一个探索者甚至是工程师的形象呈现于我们眼前，至于奈瓦尔，当他说到"降服"

---

〔1〕　亦可拼写为"Kronstadt"，位于波罗的海沿岸的俄罗斯城市。——译注
〔2〕　Nerval, *Œuvres, op. cit.*, p. 810.

和"立规矩"时，其实是在表达一种忧虑，而非提出一个可行计划。

"固化"，这个充满不稳定性的词在整个故事里至关重要。奈瓦尔描绘了自己的思维如何与一种现实抗争，这现实像神性一样难以捕捉，以"链条""序列"的方式铺展开来，大有"融合"甚至"混杂"之势，任何东西都不能使其中断或停止（"连续的序列"[1]）："他们美好的身影已化成水汽，朦胧一片……"[2]"在混沌的精神状态中……环绕着我的那些形象分化出千万种面孔，转瞬即逝"[3]。这些形象从眼前经过，"融化"于彼此之中，成为无数"转瞬即逝的面具"或"昙花一现的面孔"[4]。精神具有一种危险的趋势，一种不受控制的能力，它既见独特性又见关联性，正是这一趋势或能力使得每一个形象都滑向另一形象并融入其中："这些人的轮廓如灯焰般变幻多端，每时每刻，其中一人的某些特征都会转移到另一个人身上，她们彼此交换微笑、声音……"[5]而"梦"，维持着一种印象或假象，即注意力能够投入这一连串的变化之中而不

---

[1] Ibid., p. 763.

[2] Ibid., p. 770.

[3] Ibid., p. 762.

[4] Ibid., p. 761.

[5] Ibid., p. 772.

被分散：这些画面"同时出现，彼此独立，就好像我的注意力能分化成千份万份而不相杂糅……"[1]奈瓦尔还提出另一个比喻，称眼前形象"仿佛是串绳崩断后的颗颗念珠，鱼贯而行，熠熠放光，遂又暗淡，归于夜幕之中"[2]。梦是种种形象的诞生之地，也是其衍生变幻之地。不过有时，梦中画面会"凝固"："接着，我看到一些古代美术形象，它们隐约成形、现身，而后凝固。"这里，诗人选取了一种艺术家式的用词，仿佛在暗示，我们或许应像使用固色剂一样把画面固定住，无论如何要保证其延续性和持久度——一种类似于成见或执念所具有的持久度，哪怕它让人心生不安（在《奥蕾莉娅》第 1 部分第 3 章开头，主人公曾认为自己身处死亡前夕。这一念头就被作者称为执念）。人物最急于摆脱的，是一种混乱之境（"起先，我脑中全是混沌的梦……"[3]）。在这种状态下，应接不暇的双眼已辨不出事物的差异，比如当主人公看到梦中所有人物都身着白衣时："这片白色让我惊讶不已，它或许来自……一种光的游戏，平时那些透过棱镜就会分散开来的色彩此刻却融合到一起。"[4]人物希望拥有分辨差异的能

---

[1] Ibid., p. 767.

[2] Ibid., p. 796.

[3] Ibid., p. 781.

[4] Ibid., p. 770.

力，其原因很明显：这能力一旦消失，他所爱所敬的形象以及毕生追随的神性也将一并消失，同时消失的还有他自己的个体性。主人公曾在梦中见过一个族群，这族群就拥有一种让他既崇敬又羡慕的"坚不可摧的个体性"，他们虽融入了大城市的人流，却又遗世独立[1]。若要做到这一点——我们已见识到此举中包含的巨大力量——就须持有一种信念，或者说信之意愿（"信之需求"[2]）以及"愿意的意愿"（volonté de vouloir）。作者竭力想要赋予意愿这样一种功能，即挽救正在瓦解过程中的区别性与稳固性，因为这二者一旦消失，通常意义上的做梦也就不再具有可能性。奈瓦尔与《奥蕾莉娅》中的人物无法完全割断联系，后者迷失于梦中，同时又身处梦外，试图在梦的内部找到稳固性的范例。所以当他从梦境中醒来的时候，就会把梦中所见形象绘成彩色的图画，固定在墙上[3]。这项工作确实近似文学写作，《西尔薇娅》的故事讲述者就声称自己把"画家科罗纳（Colonna）的爱情凝固在了诗句中"[4]。另外，当他谈及我们刚刚读到的这个故事时，曾说："我试着将它们（这些幻象）固定下来而不去遵循什

---

〔1〕 Ibid., p. 768.
〔2〕 Ibid., p. 799.
〔3〕 Ibid., p. 775.
〔4〕 Ibid., p. 621.

么秩序。"[1] 固定下来，就是写下来，甚至是画下来，借助文字或图画再现梦中形象及其持续不断的融合变幻过程，由此赋予那个由画面和思想构成的、时刻处于波动中的世界以稳定性和持久性。

如果我们想从"固定"一词入手来重构奈瓦尔晚期的审美观，就需明白，作者无意固化或孤立一个个形象，而是有意在语句或诗句的寓意内部，构筑起一个坚固性与流动性达成平衡的结构，从而使那些形象在运动暂停的一刻获得沟通与互联的可能性。一些评论名家，如乔治·普莱（Georges Poulet）、保罗·贝尼舒（Paul Bénichou）、让-皮埃尔·理查（Jean-Pierre Richard）以及吕赛特·菲纳（Lucette Finas），就都曾在奈瓦尔笔下画面的发展过程与断裂的叙述线索之间的有趣互动中，在《幻象集》所展现的微妙而明净的结构中，观察到这一点。

不过，"固定"一词也意味着直接作用于画面，作用于一个带动画面变化的力量的起始阶段。做梦，不代表获得清净，做梦者需及时发现并引导一种运动或者说趋势，所以我们辨不清到底是这一干预行为让人物饱受方向错乱之苦，还是人物因感到迷失而决定采取这一行为。总之，奈瓦尔不甘于等梦来给他指点方向、指明意义。上述举动

---

〔1〕 Ibid., p. 624.

属于一种前期行为，是对所设目标的初步接近——"考问睡眠"[1]，"破解梦之谜"[2]，"探寻梦境含义"[3]。更深一步讲，假如梦所蕴藏的奥秘确实有关命运密码，那么它可能就是奈瓦尔所说的"融合"之奥秘，有关梦中画面或那些既独立又相连的形象的产生过程和地点，这一奥秘正隐藏于《东方之旅》（*Voyage en Orient*）所揭示的秘传冶金学背后。只要活着走进中心之火，走入自我的思想之火，就能通过观察形象如何进行自我创造，通过与"内火"相接时保持双眼张开而摆脱混沌之境。《奥蕾莉娅》中出现的诸多幻象都以形象的方式展示了这一境界。人物关注着（同时也创造着）梦中画面，但不满足于此，而是试图领悟其间创造、组合、幻化的奥秘："颜色的产生与数字的意义"[4]；"我看见那些形象分分合合，化作千般模样又转瞬即逝"[5]；"怎样才能说清，那一个个由他们（父母）孕育同时也孕育了他们的个体中心，其实就是一种群体性的泛灵形象（une **figure** animique collective），这形象的变化形式虽然多样，却依然有限"[6]；"请太阳解释……

---

[1] Ibid., p. 781.
[2] Ibid., pp. 753, 787.
[3] Ibid., p. 823.
[4] Ibid., p. 758.
[5] Ibid., p. 767.
[6] Ibid., p. 767.

它为什么会产生这些色彩。"[1]那黏土做成的羊驼像"被一道火光穿透"，身上陡然长出"一层植物"："杰作，我们从其中捕捉到神造的奥秘。"[2]一边是神灵的创造，对于世界与万物的创造；一边是人在形态方面的创造，此处的羊驼就是一个"工业"产物。而天才大脑对于图像的创造则介于这两者之间。当创作者身处自己的作品中时，就会无法辨认自我。

不过，仅仅观察形态和生命的诞生过程是不够的，这一过程中出现了偏差或谬误——谵妄状态所致，所以需要思维介入其中，进行修正与"重造"[3]："我感觉到，在数字组合的整个过程中，已有错误悄然发生。"[4]不过，画面的产生不是机械或自动的，而是取决于生命体自身的意愿，取决于后者对和谐的一种隐秘的追求。"我抬眼望树，随意翻卷的树叶仿佛呈现出骑士与贵妇的形象……"[5]这里所表达的，是树叶的随性的、趋好的意愿。还有些时候，诗人却是于梦境中突然发现（我们已见过这个词）一

---

[1] Ibid. p. 767.
[2] Ibid., p. 785.
[3] Ibid., p. 809.
[4] Ibid., p. 808.
[5] Ibid., p. 809.

些彼此关联或相反的意愿正在发生作用的。他当然有能力观察到梦所具有的一种自动起作用的心理机制，这机制就是，夜晚的思维会将白天获取的印象延续下去，赋予后者"继续发展的可能性"[1]。梦中的诗人见事极明，思维敏锐，条分缕析，却又似含讽意。但有时，他更愿切身融入梦境。奈瓦尔在踏入梦境的自己与梦中某个人物之间发现了一种奇特的默契："在我看来，他比别人更具生气，因而同我的精神产生了一种更为主动的关联。"[2]何为"主动"（volontaire）的关联？最先出现在我们脑海中的解释是：梦中人的舅舅更关注外甥（即主人公），不仅回答了他那些急迫又天真的问题，且道出了长生不老的秘密。舅舅出于好意，告诉了外甥一些他靠自己能力无法知晓的事。然而，"主动"一词此时突然转向，显露出另一重含义：做梦者因有意反复探索梦的这一部分，方才获得了想要的答案，这答案是他自己慢慢创造出来的。"不能说我听到了他的声音，只是每当我深入思考某事时，相关道理或者说奥秘就突然明朗，一个个意象如同被注入生命的画作般出现在我眼前。"开悟与幻觉之谜、与做梦时自我创造幻觉的能力密不可分。所以，不久之后，当舅舅以一副年轻的

---

[1] Ibid., p. 763.
[2] Ibid., p. 766.

面孔出现时，会"更倾向于听取我的想法，而非向我输出观点"[1]。在太过敏锐的目光注视下，梦改变了走向，制造出其他画面，仿佛只为延迟这一刻——即做梦者在持续紧绷的意愿作用下最终与自我以及自我之能量正面相对的时刻——的到来。这能量就像是他的"分身"（double），令其失去自我控制。

当诗人处于历险征程的这一环时，不论是梦还是幻觉，是思辨的创造还是才情的演绎，所有这些不同的思维活动已经融为一体，难辨彼此。所以我们发现，在第 1 部分的第 7 章和第 8 章中，主人公于住院期间所撰写的"世界历史体系"与他所描述的自己的梦境并无二致，都是些"在我眼前次第出现的画面"[2]。不过，作者虽然承认了意愿在这些梦里的作用——包括人物追求真相的意愿，但马上也就意识到了此中风险。他当然可以选择与作用于自己身上的自然力量"合为一体"，变得自由、有活力，从而步步接近自己的意愿。但是，假使有一个与他旗鼓相当的智慧体决意利用此时发生的宇宙通感从外部来操控他的梦、思维甚至生命，将产生怎样的后果呢？"一想到这秘密可能会被突然揭晓，我不禁战栗起来。我对自己说：

---

〔1〕　Ibid., p. 768.

〔2〕　Ibid., p. 780.

'如果说电流作为物体磁性的体现有可能受外力引导而服从于一种强制性的规律或法则，那么，那些恶意的、悍戾的神灵就更能够奴役我们的思想了……'"[1]认识电的"法则"，就代表着把自己放在了能够操控电的位置上；对梦了如指掌（直至无法真正入梦），则意味着能够随心所欲决定梦的发展方向。不过这样做也有风险，即眼看着自己的思想——依照一个四下流散的流体模型所构筑的思想——被一种邪恶的意志所捕捉、所操纵。诗人步步逼近终极奥秘，惧意陡生。

延迟的醒来

普鲁斯特（Proust）是个对醒与眠充满兴致的观察者，他将奈瓦尔认作知己，能看出他梦醒过程中的蹊跷之处，知道他究竟带着何种艺术以及怎样一种疯癫投入这一过程中。普鲁斯特曾指出，《西尔薇娅》第 6 章（这是极美的一章，讲述了少年时期的主人公与西尔薇娅去姨婆家装扮成新郎新娘的故事）的迷人之处恰在于主人公前一晚的神游："他写到，那一晚他没有睡。有一刻，身在室外的他处于一种奇特的困意之中，仍能感知事物，因为醒后耳中

---

[1] Ibid., pp. 810-811.

仍回荡着晨钟，但实际上他并未听见这声音。"[1]普鲁斯特表示，《西尔薇娅》的故事讲述者"正因一夜无眠而与现实隔绝开来"。然后，他又以过来人的口吻说起"那些（被失眠、旅行时的震撼以及肉体的迷醉）在白天的坚石上开凿出来的犹如福佑的上午时光"[2]。

至于《奥蕾莉娅》的故事讲述者，我们不认为绚烂的梦会在他沉睡的正当时降临。他在做梦而非睡觉，大多数时候丧失了对梦与眠的分辨，或者说，这差异已降至最小，梦处于睡眠之中、夜色之内，相较于清醒时的浮想或幻想，梦"与外界事物较为疏离"[3]。梦中出现的事物对信之意愿（比如相信神灵存在、相信灵魂永恒）造成的阻力更小。梦被逐出睡眠，替代了睡眠，只需以黑夜为幕布便可展开。《潘多拉》（*Pandora*）的故事讲述者曾有此类经历，一句话就把失眠与梦境明确结合在一起："……夜里我无法入睡，眼前是一直翩翩起舞的她（潘多拉）……"[4]而在另一篇故事中，主人公在叙述恋爱经历时，提到自己在给奥蕾莉娅的第五封信中曾开心地说起如何以失眠代替苏醒（比起苏醒，失眠本身就给人以更自然的印象，因为

---

〔1〕 *Contre Sainte-Beuve*, éd. par P. Clarac, Éd. Gallimard, La Pléiade, 1971, p. 238.

〔2〕 Ibid., p. 239.

〔3〕 Nerval, *Œuvres, op. cit.*, p. 763.

〔4〕 Ibid., p. 743.

无须任何精神之外的干预便可完成）："我对她说，您需要在太阳没升起前很早就起来，可以吗？首先有个再自然不过的法子，那就是整夜别睡。"[1]

《奥蕾莉娅》的故事讲述者的整个人生都趋向于一种连续性或者说"扩张性"，因为他本意即如此，所以他才会说："我与他们（离世的所爱之人）之间只隔着白天的时间，我在甜蜜的忧伤中等待着夜晚的降临。"[2]服从于醒睡交替规律的人，因一种不契合性（non-coïncidence）而与自我分隔，从某种意义上说，这种不契合性是注定的，让人无可奈何。主人公所面对的唯一的且相当模糊的阻碍物就是时间。而"忧伤"这一情绪，最适于连接今昔，贯通时间，把那些不具有实质性中断的幻觉呈于他眼前。我们前文引用过"难忘之事"中的一句话，现在这句话的含义骤然明朗："一阵饱含甜蜜的忧伤之情，让我眼前出现了斑斓迷雾笼罩下的挪威景致……"[3]这段文字不会终止亦不会凝固，可用"忧伤"来形容："从周日到周日，把所有的日子拥入你神奇的网络里……"[4]

实际上，从很早开始，奈瓦尔就无法抑制自己对于连

---

[1] Ibid., pp. 836-837.

[2] Ibid., p. 771.

[3] Ibid., p. 882.

[4] Ibid., p. 819.

续性的偏爱，他愿意在梦醒之后继续梦中经历。在诗作《车上苏醒》(*Le Réveil en voiture*，1832)中，他讲述了梦中的头脑风暴如何在醒后持续：眼前景物离地而起，正如《圣经》预言所描绘的那样，"陶醉的群山摇摇晃晃……我在驿车上，刚刚从睡梦中苏醒！"[1]而在《西尔薇娅》中，故事发展的原动力却源自一个相反的过程：夜晚，主人公在驿车上进行了一场通往过去的时光之旅。这旅程因他在报纸上读到的一则小新闻而意外开启，此时的他虽已躺下，却未睡着，"沉浸于半睡半醒中……精神仍在抵御着梦中涌现的不断幻化组合的奇异画面"[2]。从决意去卢瓦西(Loisy)参加舞会开始，他脑中就产生了一连串的念头，不论是睡眠还是梦都有可能将这串念头打断。他回忆起过去经历的美妙一夜——普鲁斯特对此有所提及："我决定不再往前走了，而是躺在欧石楠花丛中，静候清晨的来临。"[3]马利[4](A. Marie)版本的手稿中有这样一句话："哦，夜啊！我几乎从未见过比今晚更美的夜。"故事讲述者看似睡着过又醒来："梦醒时，我慢慢认出来……"但

---

[1] Ibid., p. 44.(此处采用了余中先的译本：《幻象集》，人民文学出版社，2016，p.46。——译注)

[2] Ibid., p. 594.

[3] Ibid., p. 602.

[4] 即阿里斯蒂德·马利(Aristide Marie，1862—1938)，法国散文家、奈瓦尔研究专家。——译注

普鲁斯特注意到一句话，有关奈瓦尔对于醒来者心理的细致分析，这句话揭穿或者说纠正了我们刚才的印象，显示出这一印象是白天景象与林间睡客隐约听到的窸窣之声相互融合的结果："我耳中仍回荡着晨钟叮当声，或许是这声音把我唤醒了。"这里的醒来，先于醒之意识而发生，睡梦中储藏的种种感受，都以对称的方式在醒后一一延展开来，就好像人物在醒后仍保有睡眠，就好像意识的某个暗区里仍存留着先前的印象。早在《奥克塔薇娅》（*Octavie*）中，人物就曾利用梦醒的时机来回味或强化梦中所孕育的期许。醒来，不但没有驱散梦，反使梦在睡眠结束后继续存在："每天醒来时，我都能提前闻到高山栗树的辛香。"[1] 而且，同《西尔薇娅》一样，《奥克塔薇娅》里也写到过主人公一夜无眠后马上散步的经历。主人公想起西尔薇娅时，便对自己说："去找她吧。"[2] 而此刻她早已"起床多时"。两个年轻人之间展开了一场"清醒之赛"，这比赛意义重大，主人公因获胜而大喜过望："'你来啦，懒猫'，她说道，巧笑倩兮，'我敢说你刚从床上下来！'于是我向她讲述了自己无眠的一夜……"[3] 整个故事的心脏，正是在这样的无眠之境里跳动的，舞会这一特

---

〔1〕 Nerval, *Œuvres, op. cit.*, p. 639.

〔2〕 Ibid., p. 603.

〔3〕 Ibid.

殊经历同样也发生在时间失衡的无眠时刻："现在她在做什么？正睡着……不对，她没睡，今天是射箭节，是一年中人们彻夜跳舞的唯一一夜。"[1] 言语之间流露出这样一种强烈的感觉：时间分割以及思想中断是不可能的，甚至可以说人物对此是完全拒绝的："我一点也不想睡觉。"（第9章第一句话）

在《西尔薇娅》中，作者只是隐晦地讲到自己与睡眠之间那令人不安的对抗，读者需具备普鲁斯特般的敏感心思[2]才能识出并欣赏其中迹象。相反，在《奥蕾莉娅》中，被失眠所扰的主人公已不讳言其病症，对于他来说，失

---

〔1〕 Ibid., p. 598.

〔2〕 不过这里普鲁斯特的见解似乎有误，他把自己观察入眠的能力加之于奈瓦尔，在《驳圣伯夫》（Contre Sainte-Beuve, op.cit., p. 234）中写道："他一边感受着内心的疯狂，一边将其徐徐道出，至少是在这疯狂尚可被描述时，就好像一个艺术家记录着自己在入眠过程中从清醒到沉睡间的种种意识状态，直至睡意来临，双重身份意识消失。"但《西尔薇娅》和《奥蕾莉娅》的叙事结构都呈现出这样一个特点，即主人公在故事结尾都点明了一种相对的"幻觉破灭"及精神健康不甚稳定的状态。基于这一点，当奈瓦尔回顾往事时，其实怀着一种已然减弱的但仍旧明显的充满怀疑的嘲讽之意，正如下面这句描述其谵妄状态的话所展示的："一天夜里，我到街上一家咖啡馆吃夜宵，在那里抛金币和银币以解闷。"（Œuvres, op. cit., p. 804）这句话与"逐渐"和"入眠"无关，而与时间断裂以及往事回顾有关。"聊以解闷"这几个字的力量就在于一种毫无讨好姿态的共情能力，作者在逝去的时光中寻找某种行为和某种精神状态，将其展示于读者眼前，而此中显露的真相使人震惊。

眠与全无方向的散行闲走已融为一体。他早已失去了真正意义上的梦。"一天晚上，我确信自己被带到了莱茵河畔……"[1]"一天晚上"，这笔注解非常不合时宜，让我们警觉起来。如果进入睡眠可被视作一种隔断，人只有在事后或者说醒后才能接收到跨界的消息，惊觉自己已穿越两个世界，那么，此处就没有产生梦，因为人物并未进入睡眠。不过有时，即使没有十成把握（奈瓦尔以其语句的排布方式催生了读者内心的疑虑），我们也应承认梦的存在，原因有二：或是文中已有定论（"那晚，我做了一个梦，让我更确信自己的想法"[2]；"另一个梦让我更加坚定……"[3]），或是醒来这一行为产生了干预作用，割断了一个连续的进程，并将这一过程指认为梦："一个女人的叫声如此清晰，它颤抖着，带着撕心裂肺的痛，将我从梦中惊醒！"[4]

故事的这一转折本来有可能使梦与现实分离，但此时却把二者再次紧密结合在一起。那声音确是由梦深处而来，本应把人带回现实："它不属于梦……我依旧确信这叫声是真实的……"在梦的合围下，现实被浸染，被淹

---

〔1〕 Nerval, *Œuvres, op. cit.*, p. 763.

〔2〕 Ibid., p. 757.

〔3〕 Ibid., p. 771.

〔4〕 Ibid., pp. 786-787.

没。前文中的一次"醒来"经历同样遵循这一由失望与犹疑构成的情感结构："我不由得发出惊叫，这叫声把我自己吓醒了。"[1]我们的确常以这种方式逃离噩梦，不过在奈瓦尔所设置的情境中，从梦深处醒来这一行为有着特殊的意义，像是躲避真正醒来的一种诡计。

《奥蕾莉娅》中有段颇为离奇的文字，描述了主人公被关在"巴黎市外一所精神病院"时产生的胡思乱想，让读者更清楚地见识到什么是并未真实发生的醒来。人物正因不曾真正醒来才得以避免与现实正面对决，避免幻想破灭。"对我来说，每天的时间好像多出两小时。当我按照医院钟表设置的固定时刻起床后，仍只是漫步于幻影的国度。"[2]这一席话值得深思。我们又一次发现，"固定时刻"锁定的范围不仅根本没有阻止人物迷失，反而使其越陷越深，这种情况在奈瓦尔身上并不鲜见。每天的每个小时都以同样的名字回归，所有小时头尾相接，形成一个令人眩晕的圆环，而每个小时——正因其为"小时"——都会重演前一小时的流逝过程，同时预演下一小时的行径路线。对于迷失在时间里的人来说，回忆会使当下时刻失衡、失真，无数小时的循环往复正是催生疑虑的又一因

---

[1] Ibid., p. 758.

[2] Ibid., p. 810.

素，而且还建立起一个无限互通、变化无常的网络。至于那多出来的两小时，让我们先来看看作者在《火的女儿》（*Filles du feu*）中献给大仲马（Alexandre Dumas）的致辞。其中有段话令人豁然开朗："链条已断，分钟代替了小时来计时。"[1] 链条这一意象，围绕着梦醒时刻，逐渐清晰成形。梦醒时刻是个关键地带，正是在此处，群体现实与个人幻想在互相排斥的过程中得以区分彼此、获得定义。人物因感觉获得"神授"而激动不已，认为自己拥有了一段富余的、附加的时间，在这段时间里，他虽已起床，在房中踱着步，却尚未彻底醒来，没有完全置身于现实中："我只是漫步于幻影的国度。"当然，他拥有在众幻影中唯一保持清醒的优势（《西尔薇娅》中的人物就乐于寻找或者说获得这一优势），可是这清醒却是残缺的、衰减的，它通向他人的睡眠，通向一个毫无起伏的沉睡世界，在这个世界里，活跃的注意力是不被允许的："在对我来说太阳真正升起前，身边同伴似乎一直在沉睡，就像塔耳塔洛斯[2]中的幽魂一般。"在这一刻之前——我们知道，这一

---

[1] Ibid., p. 494.

[2] 塔耳塔洛斯（Tartare），希腊神话中的原始神之一，代表着位于地狱最深处的惩戒之地，一些著名的神话人物如伊克西翁（Ixion）、西西弗斯（Sisyphe）、坦塔罗斯（Tantale）等就曾因触怒众神而获罪关押其中。——译注

刻独立于那些"固定时刻"，相较于后者更具浮动性或者说不确定性——夜晚在人物眼前仍漫延着，部分地覆盖了白天，以一种暗黑的、幽灵般的光照亮白天。主人公拥有一种持续不断的清醒意识，他虽已起床却并未真正醒来，感受到自己的优势被反转，显出一种日薄西山的衰退之势，而他投射到其他同伴身上的睡意同样也在衰减。在作者温柔而揶揄的目光注视下，他"漫步"于熟悉的幽魂王国中，因自己的超能力或者说自己思维的超能力——这能力甚至能够主宰星辰——而与现实相隔两岸。"我以祈祷向这一星体致意，现实生活由此开始。"他的"真实生活"并不取决于自己的清醒，而是取决于别人的清醒，我们怎样才能更好地解释这一点呢？

　　相对于正在酣睡的门徒来说，基督的非凡优越性就在于，他在别人睡觉时并未睡去，而是保持着清醒："他们仍在沉睡！……梦想着成为国王、智者、先知……却又沉迷在动物般的睡眠中动弹不得……"[1]《西尔薇娅》有种让人不安的魅力，其奥秘恰在于此——这一点在第9章体现得尤为明显，我们对此已有所提及："我一点也不想睡觉……而大家都因欢庆一夜太过疲乏而睡去。"不过在

---

〔1〕 «Le Christ aux Oliviers», *Œuvres, op. cit.*, p. 705.

《奥蕾莉娅》中，这一倾向却被反转或者说被化解，失去了意义，频繁活跃的精神活动盖过了一切。此时，清醒不再意味着放下念头，反成为一种累积。梦里率性而为的思维，醒后却找不到进入平凡琐事的门径。"难忘之事"前面紧挨着的一段话就呈现了梦与醒逐渐同化的过程，起头一句是："那一夜，我做了个美妙的梦……"，结尾另有对称之语："这场梦在我心中播撒下的欢乐让我拥有了一个美妙的梦醒时刻。"[1] 裹挟在梦中的梦醒予人以召唤之机，然而被召唤的不是现实真相，而是梦的"物性"："我想有个物质标记，来证明那些给予我慰藉的形象真实出现过，于是在墙上写下：'昨晚，你来看过我'。"奈瓦尔的手稿明确表现出，这段不同寻常的文字出自一个清晰的、有意识的头脑。通过这段话，信之欲已带着它不可抵挡的威力——这也是一种剥夺之力，出现在读者眼前。而一直注视着奈瓦尔且使其有所见的，正是他心中深深的疑虑，因为他无法将自己固定在唯一的信仰里[2]，如果读者已掉入作者的圈套里，就会很难察觉到这一点。作者对一切信仰

---

〔1〕 Ibid., pp. 816-817.

〔2〕 1842 年至 1844 年，奈瓦尔旅行至西亚及北非地区，这一经历促成其半自传作品《东方之旅》的诞生。奈瓦尔将此行视为一场开悟之旅，途中接触并修习了多种东方宗教，其后期作品中多带有象征主义及神秘主义色彩。面对世人对其"蔑视宗教"的指摘，奈瓦尔曾回应道："我吗，没有宗教？我至少有 17 种……"——译注

都怀有同理心，包括构成梦的信仰，虽然他对后者并无偏爱。如果不了解这一点，我们就无法明白奈瓦尔这段话的意义："我在墙上写下：'昨晚，你来看过我'。"作者对于幻觉的依赖，此刻赫然展现于读者眼前。

第五章 波德莱尔：鲨鱼之眠

　　在波德莱尔笔下，我们找不到一个连贯统一的睡眠观，何况他本就坚决争取一种"自相矛盾的权利"。他体验着睡眠，正如体验孤独、社会、罪恶等一切无法靠意志或思维操控的现实。

　　说到睡眠，反感还是占据了上风，这其中有蔑视："我的心，服从吧，睡你这杀才的觉吧。"[1][《虚空的滋味》(*Le Goût du néant*)] 有惧怕，如这句饱含焦虑的诗所言："我害怕睡眠，如同害怕一个巨大的洞，它通往未知之地，其间充满隐隐的恐惧。"[《深渊》(*Le Gouffre*)] 这种反感与诗人对自己的认知相呼应，而且他乐于给人制造这样一种印象（或许他期待着会有一个不甚肤浅的读者群能理解

---

〔1〕 本章所引用的波德莱尔的诗文全都出自其全集（*Œuvres complètes*, éd. par C. Pichois, Éd. Gallimard, La Pléiade, 2 vol.,1975 ）。

他）——渴望清明的智慧，具有极端的警觉性，抵触自然本性的一切召唤，将这召唤视为引人沉沦之物——"自然不会或者说几乎不会教给人类任何东西，而只会强迫我们睡觉、饮水、进食……"［《现代生活的画家》(*Le Peintre de la vie moderne*)］从这一角度看，是他体内那个"浪荡子"在拒绝睡眠，拒绝梦。这遭拒的梦，或明显为外界所强加，或仅是一派自然混沌之象，不能体现出创造者的意志："这就是梦！对我而言，这个词指的不是夜里的杂象丛生之地，而是高强度冥想所产生的幻觉……"［《1859年的沙龙》(*Salon de 1859*)］

我们知道，这浪荡子不愿自己身上的任何东西自由生长，他想要全面监控自己的生命，尤其是那些把他置于外人注视之下的东西——外表、衣衫、情绪、言语。他须在被看之前先自观，只有心甘情愿时才会将自己暴露于别人目光下。那么，他会怎样接受或看待睡眠呢？睡着即是呈上自我，予人以察看之机。不过倘若睡着的是他人，波德莱尔则乐享此景："那里有一副美妙身躯，看它酣睡令人心生温存……"[1]或者当睡者是巴黎，即诗人眼中那谄媚的、不知廉耻的交际花时，诗人则说：

---

[1] *Brides*, Ibid., t. I, p. 189.

> 愿你仍睡在清晨的帷幔间，
>
> 沉沉的，幽暗的，感着冒，或是盛装而来
>
> 在夜晚遍洒金粉的帘幕下，
>
> 我爱你，哦，卑鄙的都市！[1]

　　看人睡觉，如同以他人身躯为着力点，进一步脱离睡眠。那么，浪荡子自己是如何睡觉的呢？"浪荡子应渴望时刻呈现完美状态，他应在一面镜子前生活、睡觉"。《赤裸的心》（*Mon cœur mis à nu*）里的这句话，因太具有挑衅性，反而几乎不为人所察，它仿佛是才思所至的辛辣一笔，经不得解读，也不求附和。"应"字，带有明确的不可能实现的意味，若要注解此话，岂非天真之举？人无法观看自己睡觉，不是吗？人怎会向往不可能的事？可是，我们就没法将这一极端之语所表达的含义与更具可行性的思想及做法相联系吗？比如，我们就不能设想一种半睡状态即平衡的睡眠状态吗？在这一状态下，入眠者可穿梭来往于半醒与半梦之间，他分身成二人，因而既能创造入眠者这一人物，还能使其免于扭曲变形。这种虽系强加却仍可控的睡眠所具有的双重性，令入眠者处于一种既主动又被动的境地，他既是"磁疗法的医师，也是梦游者"。

---

〔1〕 "Projet d'épilogue des *Fleurs du mal*", Ibid., p. 598.

[《论酒与印度大麻》(*Du vin et du haschisch*)] 我们知道波德莱尔多么强调艺术家应当认识自己的"双重本性"[《论笑的本质》(*De l'essence du rire*)]，这双重本性——被动性/主动性、行为/对行为的控制，可以说构成了自然的对立面，能使人摆脱自然控制。我们还了解到，波德莱尔心中有一设想（这也是霍夫曼以及奈瓦尔的设想），他想要干预自己的梦境，达于"愿梦"(vouloir rêver)、"知梦"(savoir rêver) 的境界 [见《清洁》(*Hygiène*) 系列中的一篇]，这个设想尤其体现在《巴黎之梦》(*Rêve parisien*) 一诗中（后文还会提到）。假如处于睡眠核心位置的梦能够不再完全臣服于一种荒谬的下坠力，那么睡眠将更显出对意志的依顺。这番前提性思考，将有助我们进一步观察波德莱尔的睡眠，理解浪荡子心态下的他如何坦然接受种种矛盾，从而阐明其中深意。

睡眠所包含的种种因素中，首先使人抗拒或者说令人反感的就是它与遗忘的关系——忘记自己，在遗忘中受制于他者。孩提时代的波德莱尔曾写道（在 1834 年的一封信中[1]）："我陷入了麻木，想从中脱身。"直至其生命最后一刻，他仍怀有这一意愿，想要摆脱麻木的状态，他感

---

〔1〕 本章所引用的波德莱尔信件皆出自其《书信集》(*Correspondance*, dir. C. Pichois, Éd. Gallimard, La Pléiade, 2 vol., 1973)。

觉自己深陷其中，似乎需不断与自己天性中不好的趋势相抗争或者说准备抗争。言语之间，他像个严苛的师父，面对着倔强的学生——自己。从这一意义上说，遗忘的反面并非记忆，而是思虑或忧心。身为作家的烦恼，是小学时代烦恼的延伸，两种烦恼势趋平行，"……在此期间，我的书沉睡着，暂时没有什么价值，之后，人们将会忘记我……"他在一封信（1865 年 12 月 23 日）中对欧比克夫人（Mme Aupick）如此说道。不知不觉间，睡眠征服了他，将他掷入遗忘。在遗忘中，人们不再想起他，正因他不知如何合理看待自己。这一时期，身在布鲁塞尔的他，不仅担心自己创作力不足，而且害怕被人遗忘。（"我不能再让人印刷我的任何作品，也无法再与我的母亲和朋友相见。"）这种忧惧与他对于长梦不再醒的渴望交织在一起："我唯一在意的，就是每天早上确认一下当晚还能否睡觉。我想永远睡下去。"（致 H. 勒若纳[1] 的信，1865 年 11 月 13 日）在这段灰暗的日子里，波德莱尔体会到失眠带来的尖锐痛楚，这失眠把他的意识向各个方向撑拉开来，一端是把他拒之门外的睡眠，一端是将他掷入遗忘的大众，

----

〔1〕 伊波利特·勒若纳（Hippolyte Lejosne, 1814—1884），1859 年统领法国第一军团，1870 年成为"巴黎广场"（la Place de Paris）参谋部的一员。他与夫人在巴黎开设沙龙，曾接待过德拉克洛瓦、马奈、波德莱尔等一代青年艺术家。——译注

一端是永恒渴望全然睡眠的自己。不过，通过阅读《书信集》，我们很容易发现，即使在他身体不那么糟的时候，这种撑拉之力也会显现，因此诗人常将醒与眠（包括入睡与醒来的过程）之间的分界线视为生与死——不得不挨的生命与迫切渴求的死亡——相接或相隔的地带。他在给昂赛尔（Ancelle）律师的一封信（1845 年 6 月 30 日）中写下了惊人之语，流露出自杀之意："我将自行了断，因为我活不下去了，入睡和醒来已经把我累垮……"死亡的念头自然而然地出现在失眠人的脑海中，成为一条理想的出路，能使其轻易进入一个不必再醒的安息之境。在这些日子里，睡眠对波德莱尔而言遥不可及，于是生命就成了一个孤独的、令人力竭的任务，一个人需集结自己的全部力量才能在醒与眠之间不断转换，而这两种状态本是其应有的。入眠之力，这隐秘的能量超越了睡眠者本身的意志，诗人却无法拥有它。

当然，睡眠也没有完全消失，只是沦为疲劳过度的产物，成为身体垮掉的体现，不能起到任何修复作用，就仿佛一个没有遇到阻力的机械在无端空转。"闲，要了我的命，吞噬着我，撕咬着我……我太累了，脑子里像有个不停转动的轮子。"少年波德莱尔如此写道（致欧比克夫人的信，1847 年 12 月 4 日）。他因无法工作而力倦神疲。还有一种情形发生在 1865 年他高烧不退的时候："早上，我

终于累得睡了过去，夜里却没能利用不眠时刻来写作。我
醒得很迟，满身大汗，睡了一觉反而更觉力竭。"（致昂赛
尔律师的信，1865 年 2 月 8 日）我们由此可以明确区分两
种状态：一种是有害的麻木状态，它是意志失守的体现，
是不洁的精神产物；另一种是真正的睡眠，是外界的馈
赠，沉入睡眠的人能够发挥个人意志的作用，但同时也需
把自我交付于一种超越意志的东西。

那些感觉自己不具有入眠之力（正如生存之力）的
人，会期待这一力量来自外界或从天而降。在他们看来，
睡眠如同神作之物。波德莱尔在《拾荒人的酒》（*Vin des
chiffonniers*）中以一种稍显沉重的象征笔法写道："上帝
心生悔恨，创造了睡眠。"后面的诗作中再次出现了这种
神学指向——如果说睡眠能够修复、慰藉、平复身心，那
么它所带来的希望则与死亡昭示的希望颇为相似：

> 这就是书中所记的栈房，
> 可供人饮食坐卧
> 天使磁性的手指间握着
> 睡眠与那天赐之物——令人神迷的梦境
>
> ——《穷人之死》（*La Mort des pauvres*）

然而另一方面，满腹苦涩的诗人刚把希望召来，又马上否认了它：

> 客窗上闪烁的希望
> 被吹走了，永远消逝了！
>
> ——《无法弥补的》（*L'Irréparable*）

我们常发现，对波德莱尔而言，基督教的意义之一即是：信仰能够在贫穷与苦难中、在人最需要慰藉的时候喷涌或表达出来。通过从祈祷中汲取灵感，诗歌找到了自己的立身之本和力量之源。这一灵感，让诗人得以超越个人见解与情绪，在绝对的神性世界为自我的感觉空间找到一个支撑点。睡眠不再是简单的心理状态或自怜的时机，而成为一扇门，让入眠者与死亡相接、与神力相接，而更奇妙的是，使其与他者相接。

"已承诺下的睡眠并不作准"[《枯骨耕田人》（*Le Squelette laboureur*）]——波德莱尔笔下这一主题已广为人知（它由来已久，令人想到哈姆雷特）。期待中的抚慰之眠有可能转变为危机，把入眠者困在噩梦之中，使其无力脱身，饱受内在地狱的折磨。如《穷人之死》中所描述的那样，《恶之花》（*Les Fleurs du mal*）的作者无法完全立足于一个简单的信仰。为反映事实，他须写出睡眠所包含的一切痛苦挣扎，写出"那种深受纷乱梦境所扰的糟糕睡眠。他反复醒来、睡去，痛苦与焦虑粗暴地打断他的睡眠，而疲倦又导致睡眠的必然回归。英语有个简短有力的说法——'狗娘的觉'，哪个敏感之人不曾有这种体验？"这一段落来源于《鸦片吸食者》(*Un mangeur d'opium*)，曾被作者大量改写。此外，诗人在《旅行》(*Le Voyage*)中则用更为遒劲的笔触描绘了人类如何因睡觉时无法完全将外界纷乱置于度外而疲惫不堪：

> 多么可怕！我们如陀螺和圆球般
> 回旋动跃；即使入梦
> 好奇仍折磨着我们，令我们来回翻滚，
> 如同残忍的天使抽打着一个个太阳。

这些意象（陀螺、圆球、华尔兹以及那些如孩童鞭下陀螺般的环舞着的星球）汇集了多个遵循环形轨迹的运动，它们全都包藏着真实但不可见的疯狂躁动，却形成一种表面的静止。此时，在睡眠之中，痛苦之最产生了。这是一种了无痕迹的痛，让人无法呼救（我们想到波德莱尔在某一时期对氯仿麻醉剂的使用所表现出的疑虑）。静止的假象设下陷阱，深受折磨的人有口难开，其痛苦无人知晓。[1]

即使是睡眠，也不足以帮人应对某种性质的痛苦，因为我们睡不着，或睡得不够深。"在这地球之上，有着数不清的叫不上名字的人，他们的睡眠不足以平息苦楚"（《论酒与印度大麻》）。还有时，睡眠就像坦塔罗斯之刑一样，片刻的光顾只是为了最终消失不见：

> 愤恨，屈从于这可悲的命运
> 永远无法倒在桌下酣然入梦
>
> ——《恨之酒桶》(*Le Tonneau de la Haine*)

所幸世上还有别种睡眠。比起上文那些让人苦不堪言的睡眠，这些睡眠似已做好一切准备，致力于让入眠者远离一切痛楚，所以它们没有仅仅专注于自身运动或把入眠者幽闭于睡境之中，而是敞开了一个由各种关系织就的开放空间。

在《快乐的死人》(*Le Mort joyeux*)中，诗人表达出了自我毁灭之意。当他呼求身体与灵魂化作废墟时，仿佛

---

〔1〕《乌云密布的天空》(*Ciel brouillé*)一诗描述的就是这样一种内心分裂状态："神经受到无名的烦恼的振奋，过于警醒而嘲弄沉睡的精神。"（此处采用郭宏安译本：《波德莱尔诗选》，李玉民编选，时代文艺出版社，2012，p. 56。——译注）

通过所选字词打破了坟墓与死亡构筑的封闭空间："我恨遗言，我恨墓穴"，他略显夸张地声称道。一个出人意料的画面出现了，推翻了睡眠的概念，或者说令其根基不稳：

> 我愿深深掘下一眼墓穴，
>
> 将我的老骨随心置于其间，
>
> 在遗忘中睡去，如鲨鱼睡在清波中。

没有与遗忘抗争，亦未被其压垮，而是沉睡其中，如水中之鱼，逐浪而行，服从于一种无我的生命。此外，鲨鱼正代表着入眠之力，这残忍、强大、不会被分解的鱼，在没有方向的无垠之境滑行，无人能伤。睡着而不被伤害——这种睡眠被不息的怒火驱动着，绝非那种"最低劣的动物"的"愚昧睡眠"[《从深处求告》(De profundis clamavi)]。鲨鱼，即我的化身，虽被击垮，虽无棺椁，却永不腐朽，永不分解，正如这深藏奥秘的诗句一样。那包裹着它的孤独，建立在一种拒绝之上。在睡眠深处，个体性闪耀着晦暗的光，一种近于灵怪的光。

另一个同样隐晦的例子出现在《小老妪》(Les Petites Vieilles)中，"这些怪物……目光尖锐好似钻头，闪着光，有如深洞，洞中是沉眠于夜色中的水……"那始终警醒的锋利目光，如一潭沉眠的水，虽注视着却不自知，接收着来自外界的光。画面产生了出其不意的变化，意义反转。

然而，鲨鱼睡眠中所包藏的极度险恶通常十分隐蔽。作者在《女巨人》（*La Géante*）中布下一片风景，呈现出一种坦然受之的睡眠，一种既出于自然又受人监视的睡眠：

> 有时，当夏天恶毒的太阳，
> 使倦怠的她沿着原野舒展开身体，
> 我愿在她胸前的荫蔽下懒懒睡去
> 如同宁静的村庄睡在山脚下。

诗人再一次对睡眠进行修饰，使其变得易于接受、值得向往。入眠者的"懒意"不代表绝对的放松，其姿态不无优雅（入眠者如同身处"镜前"，有意入画）。年轻的女巨人给人以保护与荫蔽，同时，她自身的疲惫也被人看在眼里，这倦意好像不仅笼罩着那强大的"风景女体"（femme-paysage），也让身处风景之中的人得到放松与休息，为其打开了入眠之门。因此，正是在烈日当头时，在"太阳"发挥作用，光线使人发懒且予人以水平视野的时刻，眠之梦才得以展开。

《旅行之邀》（*L'Invitation au voyage*）一诗呈现出相同

的风景布设。这静止的旅行展现了一场发生于原地的动荡，并邀请读者进入其中。睡眠，作为"每晚的历险之旅"[《印度大麻之诗》(*Le Poème du Haschisch*)]，就是此类旅行中的一种。这首诗如摇篮曲般，颇具催眠魔力。诗人邀人进入的睡眠之境，实则是静止的假象，是无可平息的情绪与欲望的产物：

> 看运河之上
> 沉睡的大船
> 心绪摇漾着；
> 只为了满足
> 你至微心愿
> 船舶于世界另一端驶来。

而且，与《女巨人》一样，同样有一幅风景画卷在本诗最后一节徐徐展开，直至全然呈现于读者眼前。画中的"太阳"解放了睡眠，助其逃脱了监视的牢笼：

> 落日西沉
> 辉映四野，
> 条条运河，整个城市，
> 尽染紫金；

世界睡去

于暖阳中。

　　如果说，在空间层面，睡眠可将人封闭在夜的围城中，那么在时间层面，入眠者亦饱受禁锢之苦。身处长睡不醒的无尽之眠中，人无法靠自己的力量从中挣脱，即使逃出，也需付出撕裂自我的代价。这再次说明，好的睡眠需有人守护和关怀，比如神秘女子 J. G. F.［《人造天堂》（*Les Paradis artificiels*）便是献给她的］就曾对诗人施以关怀："你守护着另一个俄瑞斯忒斯（Oreste），关注着他的噩梦，用你轻柔、母性的手驱散可怕的睡眠。"《鸦片吸食者》中俄瑞斯忒斯的形象来自托马斯·德昆西（Thomas de Quincey）："吸食鸦片的俄瑞斯忒斯找到了他的厄勒克特拉（Électre）……"德昆西在失去年轻密友安的消息后，幻想能够找回她，更准确地说，他祈求上帝允许他去她所沉睡的遗忘之境找她，帮她从中脱身，哪怕片刻也好。"……愿我的感激能使上天赐予我这样一种能力——追随你、纠缠你、监视你，突然出现在你面前，追你直至伦敦陋室的重重暗影中，甚至如果可能的话，直至墓穴的暗界中，将你唤醒，请求和解与原谅，最后与你重归于好！"

　　诗歌（若非宗教？）能够供人诉说那些最荒诞、最本质性的期望，它打开时间的未来之门，托起坠落中的人类语言，阻止绝望的扩散：

> 后来，一个天使半敞开门，
> 忠诚的他如此快乐，来点亮
> 暗淡的镜子与死去的火焰。
>
> ——《情人之死》（*La Mort des amants*）

睡眠可以预演生死，至少可使身处其中的人燃起这样一种愿望（可以说是孩子般的愿望）——"在恰当的时机复活，以见识他（此处指德拉克洛瓦）在未来施展的魅力以及激起的赞誉"（《1859 年的沙龙》）。波德莱尔曾计划创作一部名为《自动人偶》（*L'Automate*）的作品，在这个虚构的故事里，主人公唯一的目的就是唤醒所爱之人，为其开启天堂之门。下面这段关于其创作思路的简述颇为晦涩：

> 羞于用谎言创造幸福的那颗心，情愿夺人性命，从而以死亡唤醒朋友，只为在天堂告诉她一切。天堂，到底是什么？[1]

---

[1] «Titres et Canevas», *Œuvres complètes, op. cit.*, t. I, pp. 596-597.

如果说波德莱尔的世界里存在着一个自然的天堂，那么，这天堂应存在于开放的或有可能重新开放的睡眠中。诗人或是通过形而上的方式呈现这一睡眠，或是令其以较为世俗的形象出现在意识清明的午睡时刻，如《美丽的多萝泰》(*La Belle Dorothée*)（收录于《巴黎的忧郁》）中所述："午睡就是一种美妙的死亡，入眠者在半梦半醒间品尝自我消亡的极乐。"（与此对应的，是《人造天堂》中的一个情境——吸毒者"任意挥霍身体的能量，脸上浮现笑意"[1]。）

这种开放的往来互通让睡眠成为可能，并以睡眠为中心向外扩展。清醒的思维不期而至，它从虽无意识却饱含力量的舒展之躯流泻而出，沿着时间与空间两个维度漫延开来。我们发现，波德莱尔在诗中以睡眠写死亡，并非只是出于一种比喻惯性，而是有意借生者的睡眠来探索逝者的睡眠，以发现死亡在不再直接沟通的生命之间所建立的联系。所以说，《被害女子》(*Une martyre*)中那诡异的死者其实并未被禁锢于死亡之中：

> 安睡吧，安睡吧，奇异的生命，
> 在你神秘的墓穴之中；

---

[1] «Le Poème du Haschisch», ibid., p. 469.

> 你的丈夫走遍四方，而你不朽的身影
> 一直守护在酣睡的他身边……

倚借目光的力量，诗歌开始了一场守护睡眠的夜巡。诗人的笔让逝者死而复生，邀她在自己的好意照拂下安然入睡，并呈现出这位入梦者如何通过沉眠与死亡反过来守护另一个人的睡眠——后者不仅是杀害她的凶手，而且还在她"僵死、顺从的"身体上满足肉欲。有情人终于重逢，然而不是在遥不可及的天堂，也不是在彼此交融的梦境中。这重逢得以实现，恰得益于二者的沉眠或者说昏睡状态的不对称，以及他们黏在对方身上和睡眠上的目光的错位。

"墓中悔恨"（Remords posthume）这一主题（叛逆的美人面对死亡威胁）颇有龙沙（Ronsard）之风，而今出现在波德莱尔笔下，更添丰富性也更具特色，诗人在死亡与睡眠之间建立起一种对等关系：

> 当你终将睡去时，我神秘的美人……
> 当你只有雨打的墓穴和空空的坟坑
> 作为闺房或庄园时……
> 陵墓，知我无尽退思的密友
> （总能看透诗人的心）

　　　　将在无缘睡眠的漫漫长夜里

　　　　对你说：……

　　这首诗呈现了诗人自己在不同世界游走的过程，他从无眠时的思绪出发，似乎轻而易举就进入死者的坟墓与睡眠之中。他被失眠逐出生命，却与另一种睡眠建立起关系，后者对其敞开大门，任他安居其中。

　　睡眠所寓意的死亡包含着生之可能性，这一点在《仁厚的女仆》（*La Servante au grand cœur*）一诗中体现得尤为明显：

　　　　你所嫉妒的仁厚女仆，

　　　　睡在朴素的草地之上……

　　一种亲缘关系、一种同伴情谊，在不同的睡眠之间逐渐强化。我们耳畔仿佛响起这些话：

　　　　他们当然会认为生者无情，

　　　　只知酣睡在温暖的席褥间……

　　得益于普鲁斯特式的复现之笔，入眠者的周边事物（夜色、房间、床、被窝的温渥）重获新生，并把两个被

101

死亡与岁月相隔两地的生命连接了起来：

> 假如，在腊月幽蓝清冷的夜里，
> 我看到她蜷缩在我房间的一角，
> 神情凝重的她从永恒之床走来
> 用母性的目光庇佑长大的孩子……

前文我们已提到过一种安居于睡眠之中的方式，即清醒地做梦，这种方式能打破睡眠的牢笼，卸除入睡者身上的重负。假如这体验不完全是虚构的，那么它足以说明，做梦者并未被严格囚禁起来，他不仅没有与现实隔离，反而置身其中，因为梦醒时刻如此迫近。正如德拉克洛瓦画中所示，入眠者意识到身处某一真实地点，意识到梦境只是一时的，而这一意识将会超越幻觉：

> 被住处可怖景象惊醒的梦中人
> 即是你的形象，阴郁梦境中的灵魂，
> 现实将你牢牢困于四壁之间！
> ——《论〈狱中的塔索〉》（Sur Le Tasse en prison）

《巴黎之梦》一诗就呈现了这样一种属于梦境内部（intra-onirique）的清明心智，仿佛梦中自有一面镜子，入梦者会在镜中看到自己如何做梦或造梦，所以这梦是双重可见的。在这首诗中，波德莱尔没有满足于仅仅重现所见景致，而是着意突出一种意识——入梦者意识到自己是夜间景象的创造者，虽然这意识有可能是虚幻的：

> 睡境中尽是奇迹！
> 独特的念头忽至
> 我把那怪诞植物
> 逐出了梦中之景……

"睡眠"（而非梦）能够彰显入梦者所拥有的惊人能力，尤其是他在心血来潮时对脑中景象的绝对控制力——也可能只是他自以为如此。他像画家一样，后退一步观察自己的作品，从中发现了自己的力量：

> 为天赋而骄傲的画家
> 我品味着自己画中
> 金属、大理石及水的
> 醉人的单调

骄傲与享受，这两种体验被认为与触发它们的景象同时诞生，就好像梦中包含着醒（包括发现自己梦过一场的

惊异之感），清醒的思维在其内部世界中步步后退，既为
审视自我，也为把这一审视过程呈现出来：

> 仙境的缔造者，
> 我依己所愿，
> 让宝石筑就的隧道下
> 流过那被征服的大洋。

在这个幻觉不复存在（或入眠者错以为如此）的世界
里，意志占了上风，持续发挥着作用。入梦者正因随时可
能醒来（"再次睁开冒火的双眼／我看到自己那不堪入目
的陋室"），才免于被脑中幻想的产物迷惑。同样，德昆西
即使在最宏大、最诱人的梦中，也依然记得现实，也一直
清醒地意识到梦的不可能性："夫人们翩翩起舞，如乔治
四世时代的宫廷贵妇一般迷人。但我即使在梦中也知道，
她们入土已近两世纪之久。"（《鸦片吸食者》）

在这种时刻，创作者的奇思异想与分析家的澄明理智
完美结合，使睡眠免于沉沦。然而这些时刻显然少之又
少，最常出现的、具有强烈存在感的反倒是噩梦。在噩
梦中，思想见到了自己所包藏的最骇人的且绝对无法接
受的东西，比如那个有关废墟的噩梦［参见"废墟的症
状……"等诗句以及让·斯塔罗宾斯基（Jean Starobinski）

的相关点评[1]〕便是以这样一句话收尾："梦中所见是如此可怕，如果不是疲惫至极，我有时真愿不再睡下去。"此类梦境造设了一座睡眠监狱（"——迷宫。我从未走出这迷宫，永远身在一座被隐秘的疾病所蚕食的、即将倾塌的建筑之内"），在这里，困于陷阱中的生命被毒素日益侵蚀，走上了自我毁灭之路。

然而波德莱尔始终渴望着一种超出现实可能性的睡眠，他在欲望之巅所加冕的是睡眠而非死亡。这种超出现实可能性的睡眠，超越了生命与虚无之界，但同时也是迎人的、稳定的，因为它是思想和欲望的对象，是思维活动的必要条件，犹如一面永恒的背景墙，任生命和虚无凸显其上。睡眠是思想休憩的时刻，这歇息不存在于自然界中，唯独人类思想有此需求。不是以死代生，而是与其生不如睡（睡觉也是一种活着的方式），《禁篇》（*Pièces condamnées*）中所呈现的夜晚欢爱就触发了这一欲望：

我愿睡去！与其生不如睡！
在死亡一样温存的睡梦中，
我无悔于将自己的吻覆满

---

〔1〕 «Rêve et immortalité chez Baudelaire», *Corps écrit* nº 7, PUF, 1983.

你铜制般光滑美妙的身体。

——《忘川》（*Le Léthé*）

在为《恶之花》所撰写的最后几稿前言中，波德莱尔有意把整部诗集置于一种令人称奇的象征符号之下，这符号就是他对于一种既非人工也非自然的绝对睡眠的渴望。睡眠的奥秘，不在人间的毒品中，也不在天上的药房中，而是全然藏于人的内心之中。生活的痛楚与事业的失败，都在睡梦中得到弥补，因为诗人明白自己已有佳句传世。由此，我们不禁想到，要读懂《恶之花》，就须结合诗人在文末吐露的那个心愿：

> 我无意展示什么，不想使人惊异或捧腹，亦无心劝人如何如何。我有属于自己的情绪与心底氤氲，我向往着一种绝对的安歇，一场永不天明的夜。我虽为酒精和鸦片带来的癫狂极力辩护，却只渴望一种人间闻所未闻、天上药房也不供给的酒。这酒中并不包含生命／生命力、死亡、激奋与虚空。不知，不授，无愿，无察。睡着，睡下去，这就是我今天唯一的愿望，卑贱、肮脏却真诚的愿望。[1]

---

[1] *Œuvres complètes*, *op. cit.*, t. I, pp. 185-186.

第六章　兰波：从不眠夜到拂晓

让-皮埃尔·理查曾如此精准形容兰波笔下的拂晓时分"这一难以言喻的时刻"："兰波与太阳同时起床。凌晨3点，介于日夜之间，夜已阑珊，而白天尚未来临。"[1] 理查捕捉到的是梦醒时分，一个益于创造且孕育希望的时刻。但如果我们由此得出结论，认为作为夜与日、眠与醒、休憩与劳作之间分界线的拂晓是边界分明的，便错了。这一时刻，确实发生了断裂，但同时也有另一种关系在断裂的两端之间建立起来了，这是一种互相补充、互相渗透的关系。理查曾点评过兰波写给德拉阿耶（Delahaye）的一封信（1872年6月），如果我们细细读之，就马上会发现："……我的写作时间是夜晚，从午夜

---

〔1〕 «Rimbaud ou la poésie du devenir», *Poésie et Profondeur*, Points/Seuil, p. 189.

到早上5点。"[1]所以，"凌晨3点"或者说拂晓所代表的，不是截然的割裂，而是一种夜向日的渗透。这是一段混沌的、交叠的时间，或者说是一个过渡阶段，有些人此时仍在沉睡，有些人则已起身劳作："眼前的高中宿舍阒寂无声，而路上已响起载重车那断续而响亮的悦耳声音。"醒来的兰波，置身于文中所写的两个空间之外，享受着两者的同时性，且并未和睡眠或者说自己的睡眠脱离开来。正如《彩画集》（*Illuminations*）中《拂晓》（*Aube*）一诗所呈现的那样，这一时刻代表着一个交界地带的起点。这首诗处于一种矛盾之中，一边是"我拥抱夏日的拂晓"，一边是"醒时已是正午"。诗中的时间定位是交错的，既有醒来的刹那，也有睡眠在醒后延伸的时段。不论是在睡眠过程中保持清醒，还是从自身幻化出另一个生命（"孩子"）以借取或吸收其睡眠，这两个行为在诗中已经合一。同样，在《最后的诗句》（*Derniers vers*）以及《地狱一季》中，"晨间妙思"[2]（Bonne pensée du matin）恰产生于"夏天凌晨4点"到"正午浴海而生之前"的时段。这一次，角色的分配很清晰，一面是"爱之眠仍在继续"，一

---

〔1〕 *Œuvres*, Rimbaud, éd. par S. Bernard et A. Guyaux, Éd. Garnier, 1981, p. 353.

〔2〕 «Bonne pensée du matin», *Poésies - Une saison en enfer – Illuminations*, éd. Louis Forestier, Éd. Gallimard, 1999, p. 152. ——译注

面是：

> 在那边开阔的工地上
> 面朝赫斯珀里得斯[1]的太阳，
> 身着衬衫的木工
> 已开始忙碌。

恰是在同一时期，兰波写下了上文提到的那封给德拉阿伊的信，并把"高中宿舍"与"路上载重车"置于同一时空中。诗中所思可称"妙思"，因为诗人没有将"工人"与"情人"对立起来，而是借拂晓到正午的这段时光把二者结合起来，建立起一种奇特的关系，从侧面把沉睡者与已醒者相连，而两方却浑然不觉，就好像整个操作是在他们头顶之上完成的，是在维纳斯以及读者那善意的、洞穿一切的目光的注视下完成的：

> 啊！为了这些可爱的工人
> 巴比伦国王的臣民，
> 维纳斯！暂时放下那些情人吧，

---

〔1〕 赫斯珀里得斯（les Hespérides），希腊神话中象征夕阳的三位仙女，居于世界最西端，掌管金苹果树。——译注

他们的灵魂彼此交缠。

哦，牧人的女神，
在正午浴海而生之前，[1]
请把烈酒带给劳作者，
好让其精力得以平复。

　　兰波在《地狱一季》中写到的"恐惧感"，不是同样
呈现出一种渗透之景吗？只不过后者是在另一种氛围中、
另一种布景下展开的："我陷入持续几天的昏睡中，起床
后，凄凉至极的梦境仍在持续。"这里，醒来依旧没有产
生隔断或分离的作用，反而建立起一种关系，一种痛苦
的关系，这关系既是机会（它让人能够同时获得多种感
知），但也是危险，因为全然投身此境的人推翻了事物之
间以及生命之间至关重要的分界线。《车辙》（*Ornières*）
（出自《彩画集》）一诗同样呈现出多种感知交叠的状态，
不过，这次的体验却是快乐的，拂晓与阴影被分割开
来，却也因此获得一种同时性："右侧，夏日拂晓唤醒了

---

〔1〕　此处译法参照了兰波评论者让-吕克·斯坦梅茨（Jean-Luc Steinmetz）
　　　的解读，后者认为这句诗寓意着"维纳斯浮出于泡沫上"，灵感来源
　　　于赫西俄德（Hésiode）在《神谱》（*Théogonie*）中所述的维纳斯诞
　　　生的故事。——译注

枝叶与晨雾……而左侧斜坡的紫色阴影中，则是泥泞路上匆匆碾下的万千条车辙。仙境次第展开。"不过，仍是在《地狱一季》中，沉睡者与清醒者的共存却导致二者直接坠入地狱："亲爱的他沉睡着，我守护在他身边，度过了多少夜晚时光……"这一次，文中说话之人［我们情愿将其认作魏尔伦（Verlaine）］确系兰波所创造，彼时的他正睡着，睡在目光的凝视下。在《谵妄》(*Délires*)中，睡眠将二人联系起来，不过并非使其彼此结合，而是令其相互束缚，沉眠者处于清醒者的目光下，而后者也不过是前者借美貌、精神以及睡眠之力所操控的一个傀儡。这两个彼此注视的生命紧紧纠缠在一起，的确是"荒诞的结合"！

至于夜阑时分，即夜之光华正盛的时刻，情形如何？

我们可借用罗杰·凯卢瓦（Roger Caillois）关于卡夫卡的一个猜想来解读兰波，即卡夫卡笔下的故事显然皆系梦之记述。[1]如此一来，我们就应重新思考兰波作品中的整个梦之命题。《彩画集》不就符合这一情形吗？我们想到一个非常简单的设计，小学时代的兰波就曾将其运用到《序曲》(*Prologue*)中："我梦见……自己于 1503 年出

---

[1] *L'incertitude qui vient des rêves*, Éd. Gallimard, 1956, p. 139 et suiv.

生在兰斯。"省略号暗示主句的出现没有意义，只待隐去。主句一旦被删除，虚构与幻象就获得独立，从一个掩蔽的、幽暗的深处浮现出来。

然而，这一解读方式仍有弊病，因为它建立在"分隔"的基础上，把日与夜、醒与梦区分得太过分明，并未对分隔的本质产生怀疑，没有想到兰波可能会移动或跨越分界线。

不可否认，梦贯穿于《彩画集》中的某些诗篇——尤其是那些以"城市"为名的，诗集中多处文字都对此有所体现。其中一些较为明确（如"梦中的阿勒格哈尼斯与黎巴嫩"），另一些则表现出梦所独有的不确定性和被动性——或者兰波认为梦的特征即是如此。诗中叙述者的初衷，在于构想一种让自己免于行动、免于置身事内甚至免于想象的情形："一想到需在这环形空间[1]内寻找戏剧性的故事，我便对自己说，这些店铺里或许正上演着极为阴险的剧目。我觉得那里会有警察，但法律应该很奇特，于是便不再设想此间冒险家们的生活。"我们这样表达或许

---

〔1〕原文为英语"circus"，常指马戏场或古罗马竞技场，这里指一般意义的圆形空间，兰波在前文中用此词来形容拱廊构成的商业区（«Le quartier commerçant est un circus d'un seul style, avec galeries à arcades», *Poésies - Une saison en enfer – Illuminations*, «Villes I», *op. cit.*, p. 223）。——译注

更准确：那些城市，尤其是万城之城——伦敦，不论在诗人脚下还是心中，都介于半真半幻间。对于此中真实的部分，人们将其提前构想好、绘制好，然后在物质层面加以实现，步步遵循着征服空间的过程。而诗人则意欲发现这一过程所显示的荒谬灵感，并将其渲染扩大："国家的卫城超越了现代野蛮人所有最宏大的构想。"甚至连白天也是人工生产出来的，是"我们所创造的阳光"。诗篇《童年》（*Enfance*）中有一段，描写的正是身处地下的作家如何在人工制造的夜里审视城市："在我的地下客厅上方很远处，房屋生根，雾气聚集，地上泥巴红黑驳杂。魔鬼般的城市，无尽的夜！"这首绝妙的诗显示出，主人公步步深入夜色之中不完全是执念所驱（"……我愚蠢到一遍遍重读这些报纸……"），这其实也是他所愿所求的结果（"我是沉寂的主宰者"），兰波常把这一状态称为守夜。

阅读兰波时，我们常需重返童年，此刻也应如此才能理解什么是守夜——夜已降临，大人却不去睡觉，借助火光，他们清醒地进入到夜色之中。清醒不代表抗拒夜或持续白天的活动，而是选择一种别样的处境，成为被夜环抱的人。他们聊着天，倾听彼此，或闲或忙，较为放松，略带困意。他们摆脱了睡眠固有的自私，摆脱了肉体的束缚——这束缚因他人命令而愈发强烈。守夜是一段位于时间之外的时间，在没有任何坐标的世界里流逝着（现在是今天还是明天？），是属于奥秘与了悟的时刻。兰波化身为"做梦的小拇指"，盗走了这样的时光。

童话里的守夜代表着相聚，而兰波笔下的守夜却让人孤单。哪怕两个"流浪之人"同时陷入未眠之境，也无法产生心灵相通之感："可怜的兄弟！我欠他多少个难挨的未眠之夜！"[1]这是因为，一方面，兰波能够掌控自己的夜："人间少闻的音乐穿过原野，而我于原野之外创造出属于未来的夜之奢华的魂灵。"另一边，"魔鬼医生"[2]却苦于梦与醒带来的不安，这不安所引发的种种行为相互矛盾又彼此关联："几乎每天晚上，我那可怜的兄弟都会刚睡不久就起来，嘴里烂臭，两眼枯死——如在梦中！他把我拉到客厅，大声讲着自己那愚昧伤感的梦。"对兰波而言，不论是孤身一人还是有人在侧，夜里不睡都意味着打破规则——睡眠的规则["在本该睡觉的时间没有睡觉"——《利特雷（Littré）法语辞典》]。夜里不睡代表有意质疑日常生活以及自身所具有的时间结构，但这么做不是为推翻秩序，而是为创造出其他更丰富的东西，如同重

----

〔1〕 *Œuvres, op. cit.*, p. 278.
〔2〕 魏尔伦曾在一封信中称自己被兰波描绘为"魔鬼医生"，因而评论界通常视这首诗为两位诗人共同生活时期的写照。——译注

筑一个空间，重塑一片风景。[1]

那么，现在我们就能理解兰波为何给予其最爱的两个时辰——拂晓与晚间以如此殊荣，这二者在其笔下紧密相连甚至彼此融合："这里最让我沉迷的，是夏天的第一个清晨以及 12 月的所有晚上"，这句话就出现在前文提到的兰波于 1872 年写给德拉阿伊的信里。另外，《醉舟》（*Le Bateau ivre*）中的这一名句也把两个时刻关联起来了：

> ……我了解晚上，
>
> 激奋的清晨有如跃起的群鸽……

我们在《波顿》[2]（*Bottom*）（《彩画集》）中发现了同样的糅合之笔，不过在这首诗中，兰波没有止步于仅将晨与暮交叠，而是呈现出这些时辰接续更迭的过程，展示出使其彼此交融的某种连贯性。"晚间的影子"逐渐过渡到其对立面："早上——喧闹的六月拂晓——我奔跑在原野上……"不停地奔跑，"直至郊野的萨宾女人投入我的

---

[1] Jean-Pierre Richard, *op. cit.*, p. 226.

[2] 波顿（Bottom），莎士比亚《仲夏夜之梦》中被魔法变成驴的一个人物，兰波这首诗的原名即为《变形》（*Métamorphoses*）。——译注

怀抱"。还有一种力量甚至超越了晨与暮这两个时刻的诞生之力，那是一种持续之力，一种近妖的延伸能力。"晚间""晨间""未眠的夜间"，这些词语间或出现于兰波笔下，皆体现出这一力量。我们已经知道，若在"拂晓"（Aube）提前醒来，终究会再睡着（"拂晓与孩子一起躺倒在树下 / 醒来已是正午"）。另一首诗《王权》（Royauté）中也描述了同样的时间延展的状态，起笔是："一个美好的清晨……"继而展开："他们确实整个上午都是王者。"甚至连"整个下午"也是。这些时段究竟指代何时？它们有着再寻常不过的名字，但现在其特征和区别都在逐渐消失。在《迷醉的上午》（Matinée d'ivresse，迷醉是拜大麻所赐）这首诗里，诗人对于起与止表现出近乎执着的关注（"这开始……结束……结束……""曾开始……现在结束……"），一切仿佛都说明"上午"是"前夜"的一种接续。"军号奏响时"，大麻就会变回那"古老的不和谐之音"。从这一角度说，上午已是次日，只不过是一种未被睡眠或其他真实屏障与前夜隔开的次日。波德莱尔在《道德》（Morale）（《印度大麻之诗》）中强调了毒瘾满足后的惩戒："然而第二天！可怕的第二天！"[1]与之相反，兰波（在《迷醉的上午》中）却希望保持昨日与今天之间的

---

[1] *Œuvres complètes*, Pléiade, 2 vol., 1954, p. 473.

连续性："我们肯定你的方式！我们不会忘记，昨天使你为我们的每一段时间都染上光辉。"前夜为次日"加冕"，同样，次日也使前夜变得"神圣"，仿佛遵循着一种有意为之的互动原则："这里的一切，愿你们因昨夜记忆而变神圣……短短的迷醉一夜，多么神圣！——即使只为你赐予我们的面具。"

前夜，作为与世隔绝的心醉一晚中最核心的部分，不正是对于次日的一种准备吗？前夜是筹策大事的时机，是等待的时机、自省的时机，正如《地狱一季》中《离别》(*Adieu*)一诗所言："而现在只是前夜，让我们都去接收那些强劲的力量或现实之温柔所带来的能量流吧。日出时分，我们将怀着无与伦比的耐心，走到光彩夺目的城市中去。"出发者可谓充满斗志甚至像个战士，这一心态中有紧张也有松弛。紧张，是因为需要毫无困意、毫不畏缩地穿越黑夜："难熬的夜！……内心的挣扎要比人类的战争更残酷……"；松弛，是因为需要吸收黑夜在转化为白天的过程中赐予我们的"能量流"。我们在诗人发出的动员令背后、在其振臂一挥的姿态背后，看到了他童年的渴望，一种从黑夜之中汲取或畅饮能量的渴望，正如这篇多年前的旧作《初领圣体》(*Les Premières Communions*)所表达的：

午夜梦醒时——窗是白的。

（……）

她渴望黑夜，

心在夜里起起落落（……）

她渴望那强大的夜，夜里滴血的心

任叛逆无声地流出，哪怕无人见证。

　　不眠夜或者说守夜，既是对于夜之力量的反抗，同时也是一种接受。如果说入梦即意味着坠向另一个世界，那么在守夜过程中，我们便不会与梦相遇。兰波情愿将意识一分为二，让两个自我相互陪伴，一同坠向睡眠之境，彼此见证这一过程，正如《平凡夜曲》（*Nocturne vulgaire*）中所描述的："我一脚撑在檐口上，沿着藤——下至马车之中，这承载我孤独睡梦的灵车、庇佑我痴言妄语的牧屋……"梦之幻象由此而生，延展开来。诚如让-皮埃尔·理查所说，兰波"强调幻象源于他自身。如果没有他，幻象也就不复存在"[1]。梦中幻象远非完美的臆想，无法与日间景象媲美，它不断分裂或繁衍，却始终保持清醒，意识到自己是被睡意所包围、所承载。做梦人明白，

---

[1] *Op. cit.*, p. 245.

自己正坐着一辆由"马夫与梦中的野兽"[1]所驱使的"车"前行。确实如此，虽说《平凡夜曲》深深沉浸于梦中，然而诗中所释放的画面却从未与其制造者全然割裂，这制造者便是感官的幻觉——被鼓动同时也被监视的幻觉。诗中自有一股灵动之"气"，将一切"模糊""隐去""吹散"。"在右侧窗上方的缺口处"，画面产生了变形；之后，"一片深重的青蓝之色逐渐浸染画面"。诗中最让人意外、最天马行空的一幕来自一个从句，我们无法辨别其所属主句："——且将我们送至犬吠声中翻滚，穿过荡漾的水与泼洒的酒，任其拍击……"

我们常注意到，《平凡夜曲》中的幻景与诗人的凝视有关，这是一种半清醒半梦幻状态下的凝视，是对火炭及其繁复的幻化之象的凝视（"一阵风，撕开了歌剧的大幕……一阵风，吹散了炉火的边界"）。同样，在《守夜》（Veillées）一诗中，至少是第 2 节和第 3 节中，诗人把注意力放在了幻觉的产生背景及其变化莫测的内容这两方面上。整个第 2 节都体现了这一点，兰波用一种冷漠到近乎恶毒

---

[1] 通过在"眠"（somme）与"梦"（songe）之间建立起某种对等性，安德烈·纪由（André Guyaux）似乎彻底阐明了从"睡眠的野兽"（bêtes de sommes）到"梦中的野兽"（bêtes de songe）这一转变过程中蕴藏的文字游戏（Lectures de Rimbaud, Université de Bruxelles, 1982, p. 185）。

的语言，描述了想象破灭的过程，虚幻的元素赤裸着、颤抖着出现在眼前："灯光再次照耀在房子主梁上。屋子两端有种种布景，腾起的和声相互交融。守夜人对面的墙壁上，映照出脑海中不断变化的舞台沿幕、带状气流与各色地貌。激烈的、快闪的梦境中，聚集着情感丰富的生命，其形貌不一，性格各异。"兰波口中的"守夜人"在作品处却变成"做梦人"，这是因为视角发生了变化，兰波此刻关注的是一种矛盾的清醒状态，如华莱士·史蒂文斯（Wallace Stevens）所言，这是一种"睡梦之中的清醒状态"[1]。兰波笔下的梦已失去连续性（尤其在叙述或情节层面）及其自我中心视角，变成一种目光的历险之旅，而"不眠夜"正投射其中，映在"守夜人对面的墙壁"所构成的黑色底幕上[2]——只有以黑为底（如第 3 节提到的"黑色火炉"或"魔法深井"），画面方得以显现。这黑暗，作为不眠夜里达

---

〔1〕 «Longues lignes indolentes», trad. franç. Linda Orr et Claude Mouchard, *Po&sie* n° 12, p. 57.

〔2〕 夜间火车的窗玻璃同样能起到"幕布"的作用，车中人可随心所欲让种种画面出现或消失于这幕布上。这些画面或来自车厢内部场景，或源于窗外阴沉的郊野景象（"你将合上双眼，不去看那窗上映出的 / 黑色群魔与群狼的 / 凶恶可怖的嘴脸"）〔《冬日所梦》（*Rêvé pour l'hiver*）〕。保罗·克洛岱尔（Paul Claudel）曾引用《七岁诗人》（*Poète de sept ans*）中的诗句（"汹涌而来的小提琴声，令他双眼放光"），并指出视觉或幻觉的扭曲在兰波笔下的重要性（*Œuvres en prose*, J. Petit et C. Galpérine, Éd. Gallimard, La Pléiade, 1955, p. 494）。

于自省之境的必要条件，还明确出现在《片语》（*Phrases*）一诗中："不眠夜的上空轻轻下起了黑色的粉末，激起沁人心脾的中国墨香。——我调暗灯光，倒在床上，转向暗处，看见了你们，我的姑娘们！我的王后们！"黑暗突然降临（"雨般落下"），从此成为诗人追逐的对象（"我调暗灯光""转向暗处"）。一个破折号，将两个动作分隔开同时也连接起。如果说"不眠夜"本身就是一场梦（有意为之的梦或主动创造的幻象），那么，"不眠夜的上空轻轻下起了黑色的粉末"这一句，不正是兰波遗失的那句诗——"城市上空轻轻下起了雨"——或其原型吗？在《无言的浪漫曲》（*Romances sans paroles*）中，魏尔伦曾引用这句诗作为一首诗的题词。我们暂且不论魏尔伦是否按照自己意愿改动了兰波的诗句，还是如其所言保留了原句，抑或是由它衍化出全新的诗句。这里，我们再次注意到"城市"（ville）与"守夜"（veillée）两个词在音与意方面的对应性，而这一对应性在《彩画集》的其他篇章中也得到了印证。[1] 所以说，飘落在守夜人上方的雨正是一种粉化的、可吸收的夜，我们需懂得如何接纳它。诗学的巧思，或者说那些将短短一生献与诗学的人的巧思，恰在于抹去了晨、昏、夜三者之间的界限——而非此三者本身。

---

〔1〕 C. Chadwick, *Études sur Rimbaud*, Éd. Nizet, 1960.

第七章　穆齐尔：无梦之眠的梦

　　无论是在穆齐尔的思想世界中，还是在其小说或者叙事作品的构建过程中，梦皆非关键因素。如果我们把《没有个性的人》（*L'Homme sans qualité*）与其前稿对比，就会发现作者与梦日渐疏远。穆齐尔本欲以梦境开启小说，最终却选择在第一章呈现一场车祸，这两种进入故事的方式倒也有些共同之处，即都反映出一种不确定性。在小说前稿如《间谍》（*L'Espion*）及《救世主》（*Le Rédempteur*）的开头，作者有意描写残忍，讲述主人公如何在郊区旅店里虐待一个引诱来的女子（还咬掉她的舌头）。然而直到故事结束，读者才发现，这一切"实际上"是叙述者的一场梦——或是因为后者事后方才醒悟，或是因为他假称做梦，意在淡化小说开头极力渲染的暴力色彩。不过，这场梦没有因此而被打入非现实的范畴，原因首先在于，它确系人切实所梦，是一种能以某种方式来定位的活动，所以穆齐尔才写下这惊人之语："梦发生在由维也纳市中心辐射出的几条主动脉街道之一上。"（而雅各泰的译文与原文有所不符，减弱了此句的诡异之感："梦发生在几条大主动脉之一上。"[1]）另一个原因在于，那个侵犯女人或者说妓女的人在下文不远处和主人公（先是名叫安德尔斯、阿希尔，后变成乌尔里希[2]）划清了界限，成为独立的人物，但仍与其保留着难以磨灭的亲缘关系。不论是在前稿还是在终稿中，最具特殊性或者说个体性的要素（一场梦、某一个体及其病态行为、一场车祸）始终未摆脱数据性或社会性的印记："他的精神疾病中包含着大众精神健康的问题。"[3]这一点最能够证明：与世人想象的不同，梦并非小说家穆齐尔笔下具有绝对特殊性的一点，我们需从别处入手探寻这一点。

　　然而……然而，梦似乎赋予穆齐尔的文字一种（虚幻的？）丰韵。而另一层面上看，梦所代表的心理问题时常引发作家的思考［比如在《日记》（*Journaux*）中］。我们该如何看待这种半拒半迎的双重行为呢？而穆齐尔对此又

---

〔1〕 *Journaux*, trad. franç. P. Jaccottet, Éd du Seuil, t. 2, p. 674 ; *Der Ort dieses Traums lag... Gesammelte Werke*, éd. par A. Frisé, Éd. Rowholt, 1978, vol. 5, p. 1983.

〔2〕 本章中所有出自《没有个性的人》的人名译法都依循张荣昌译本（上海译文出版社，2015）。——译注

〔3〕 *Gesammelte Werke, op. cit.*, p. 1984.

是如何思考的呢?

　　《没有个性的人》的第 3 部分开头处写道，乌尔里希刚找到"被遗忘"的妹妹，内心躁动不安。"第二天早上，乌尔里希如出水之鱼般，从睡眠中一跃而起。这场无梦无痕的睡眠，已将前一天的疲乏尽数吸收干净。"[1]"吸收"这一译法很妙，因为法语不像德语或英语（etwas ausschlafen, to sleep something out/away）有固定动词来表达人们如何期待以睡眠驱散——而非暂时地催眠或平复——疲倦、痛苦、伤怀、忧思等感觉。此外，人还会借助睡眠消解醉意，或仅仅打发一段不知如何利用或忍受的时间——这段时间渗入了睡眠，犹如水渗入沙。我们还发现，上文这句话所呈现的意象里有种强烈的矛盾性：如果一夜无梦，为何还要说明无痕？此言一出，反倒像是在说，梦曾在夜里到访，只不过没有在记忆上留下印迹。当然，这"痕"也有可能是附着在乌尔里希身与心上的睡眠之痕，他所经历的是一场完全不涉及心理的睡眠，被意识所弃，与回忆隔绝（回忆与意识会让梦溢出固有之地而留痕），只为确保人在梦醒时分彻底重生。乌尔里希及其身

_____

[1] 参见《学生托乐思的迷惘》(*Les désarrois de l'élève Törless*)："他酣然入眠，一梦皆无"(trad. franç. Livre de Poche, p. 148)。

后的穆齐尔都被一种力量所驱使，这力量与睡意的抗争无关。他们自有一种天赋或幸运，能产生纯肌肉性的一跃，"如出水之鱼般"从睡意中脱身。这决定性的一跃所展现的力量，并非源于一个自苦的决定，也与完成任务无关，乌尔里希只是有此"跳跃"之能——拜作家所赐。众多迹象显示，穆齐尔与乌尔里希都是"晨间人"（du matin）。而在乌尔里希看来，阿加特同样拥有"晨间的清纯，未曾受白天事务侵扰"。让二人引以为傲的是，他们无须培养这一能力，只要每次醒来时将其施展即可，就好像这能力是天选的象征。

类似地，在《在世遗作》（*Pré-posthumes*）中，穆齐尔以第一人称写道："上帝唤醒了我，将我逐出睡眠，我就像从书上撕下的一页——真的没有其他原因能让我醒来。"[《醒来》（*Réveil*）]这一有似神赋的苏醒经历，让故事讲述者见识到了夜将阑珊的样子（冬日早上6点）。醒来，并非心理成熟的结果（既不是因为梦令人不堪忍受，也不是因为梦轻柔地让渡于清醒状态、为苏醒时刻做好了准备），亦非生理成熟的结果（即不是因为彻底得到恢复的躯体渴望被赋予应有的生命力和活动空间）。相反，醒来这一行为属于超验范畴[《上帝》（*Dieu*）]，故事讲述者怀着骄傲与惊异之情将其记录下来。醒来，是一个未经商议的决定，是人对于自身所携的绝对力量的服从，这力量或许就是想象，它在穆齐尔笔下与另一种服从截然相反，即眠与梦所代表的对于自我的服从。"就像从书上撕下的一页"，故事讲述者不否认自己也听命于睡眠，但他的言语思想皆源于一种创造性的猛烈力量，并由此出发来构建自我、审视自我。

醒来，到底是神授的天赋，还是体操运动员式的自觉能动性（activisme）？穆齐尔那天马行空的清醒思绪最先想要摆脱的就是混沌：睡眠的混沌，梦的混沌，甚至是失眠时的混沌——此刻身体因为疲乏而任由大量模糊的、无法辨别的东西涌入意识，将其淹没，不同感觉相互束缚、互相牵制，以至于无法被感知、被品鉴、被识别。于是在第2部分结尾，即小说的关键点或转折处之一，作者写道，乌尔里希因一夜未眠而疲惫不堪，感到身上过分活跃的知觉甚至成为一种危险："……他身上仍部分保留着那个由不同感觉混杂而成的闪光体……他洗了个澡，做了一套简短而有活力的体操，随后起身去往火车站。"当我们刚想为这种理想化的保健方式发笑时，却发现作者于这段话中流露出对乌尔里希甚至是自己的些许讽意。我们感觉到，其笔下这个闪光体其实不乏诱人之处。

坦白讲，我有一种感觉：要想真正理解穆齐尔关于眠与梦的诸多想法，就需将这些观点置于一场有攻有守的论战大局之下，结合作者对于创作活动的种种主张来进行思考。第2部分第115章（《你的乳尖犹如罂粟花瓣》）即涉及梦境，其中写道："他（乌尔里希）蓦然想起一个梦，应是最近才做的。他属于那种极少做梦的人，至少是从来想不起所梦何物的人……"这些不幸或者说至幸的"人"究竟是谁呢？通过阅读穆齐尔的《日记》，我们就能理解作者对于这类人的看法。在20世纪30年代末写下的一段笔记中，穆齐尔声称想象是"作家最基本的能力"："我觉得伟大的作家应该很少做梦，否则他们会说出自己有所梦。无意识与潜意识的创造其实是想象力缺乏的典型体现。"[1] 作者带着几分傲气——再客观的表述也无法掩盖这一点，将梦的缺席视为一种"弥补过度的缺陷"以及"与现实关联较弱的体现"。这里，梦给人一种反常的印象，成为"与现实的联系"，乌尔里希的表述或许更为明确：梦展示了人"参与到（自己的）经历与活动中的比例。在梦中，这一比例似乎是100%，而在醒时，却连1.5%也达不到！"[2] 尤其特殊的是，梦与清醒意识之间一贯的对立关系，因"自私"原则的加入而发生了变化。自私，指的是每个事物、每个细节赖以独立存在且被

---

〔1〕 *Journaux*, *op. cit.*, t. 2, pp. 409-410.

〔2〕 *L'Homme sans qualités*, trad. franç. P. Jaccottet, Éd. du Seuil, 1968, Ⅲ, chap. 25, «Les jumeaux siamois».

单独识别的基础。这一原则，是感知者与被感知者间能够
产生默契的根本之所在，因为两者是通过接触对方而获得
个体性的。顺便说一句，我们察觉到，穆齐尔这一观点深
受尼采的"自我"理论的影响。对于"自私"的生命来
说，现实就是自我与各个不同事物达成一致的体现。穆齐
尔把梦视为自私达到极致的时刻，因为做梦人会全心投入
自己以为正在经历的事，并与赋予其这一经历的所谓现实
世界达成了一致。然而清醒的生命，则因其具有不可避免
的分散性，因心灵与平时被认为"真实"的种种关切点保
持着距离，从而能够给予那些承载奇异真相的时刻以出现
之机。在我看来，乌尔里希想要论证的关键一点就是，他
相信"另一境"（un autre état）或"另一生命"出现在清
醒之时而非睡梦中。"纸忽然撕开了！"阿加塔叫出声来，
她终于发现乌尔里希所言何物，其眼前场景与我们之前所
见颇为类似。对此，乌尔里希是这样评述的：眼前所有细
节"原本是靠自私性吸引到我们的注意力，然而现在却摆
脱了这种自私性，如手足般（geschwisterlich，正像乌尔里
希和阿加塔）——此处取这一词本义——彼此相连、亲密
无间。于是自然而然地，表面不复存在，所有事物不知怎
么就没有了界限，全都化入了你体内"[1]。每一事物的自私

---

〔1〕 Ibid., chap. 12, «Conversations sacrées. Suite variée».

性，原本与意识这一感觉接收器所具有的深刻自私性相互呼应，然而在那些有如神助的时刻，这两种自私性同时消失了。

在这决裂的一刻，人从睡意中挣脱，进入属于早晨的清醒意识，其感官不再被囚禁于事物虚幻的边界之间，因而有时显现出一种极度敏感性。穆齐尔在其他段落中也赋予了梦同样的感知力，他描述了这样一种"梦之状态"："那些残存于表面的东西，可被描述为起伏涌动的情绪，在吐纳间灼灼放光，虽无定形，却仿佛充溢着整个视野。"[1] 人只有处于这样一种梦之状态中，才能真正理解"爱人如己"这句话的奥义。这里再次涉及前文那个问题：在何种情况下，穆齐尔会愿意从梦中获益并给予梦应有的地位呢？

乌尔里希曾着重渲染一位"少校夫人"[2]的故事，我们或许会从中找到关于以上问题的初步答案。乌尔里希明明身处爱河，却有意远离所爱女子，他如此描述自己所处的状态——这段话正好为我们刚才读到的内容提供了铺垫："一种内在性消解了空间的阻隔，将生命体连接起来，

---

〔1〕Ibid.

〔2〕Ibid., I, chap. 32, «Ulrich avait oublié la très importante histoire de la femme du major.»

就像两个身处梦中的生命能够穿透彼此却无交融之虞，这种亲密性让二者的关系整个发生变化。"虽然穆齐尔在其他文章中把"自私性"视为梦的特征，但此处的"内在性""亲密性"恰都是"自私性"的反面，这是因为，只要机会合适，梦将不再是人与自我达于默契的理想场所。不过穆齐尔接着写道："……除此之外，这一状态与梦毫无其他相似之处，这是一种清醒的状态，充溢着清醒的思维。"[1]

梦最主要（但非唯一）的特征可能就是杂糅（不过有时，梦也会引导不同生命体进入一种顺滑无阻的融合之境）。如果我们把梦置于自然生命体的范畴进行定位，就会发现，梦从本质上说是动物性的。乌尔里希曾猜想"莱恩斯多夫伯爵的马群里到底发生了什么"（在这一点上，叙述者与人物的思维已合二为一，"很难了解……"）。马的整个感官系统都指向其关心的唯二事物——"燕麦与奔跑"。在它们看来，世上其他事物或者说大部分事物都不过是"荒漠"，在这荒漠之上"凸现出两个梦之岛，分别是马厩与奔跑。汉斯与佩皮（被冠以人名的两匹马）偶尔会被某个影子吓住，有时也会似做梦似嬉戏般地与车辕过

---

[1] 着重点系作者所加。

不去……"[1]

个体性的缺乏（"不知从何而来的一股劲，突然控制了头匹种马"）也许与"自私性"亦有相通之处。在这两种情况下，感官都服从于一种席卷一切的热情或渴望，甚至是被控制、被降服的渴望（"它们怀着感激，再次将自己交与嚼子来控制"）。这些或许都是梦的特征，同时也是梦被批判或被疏远的理由。除了马匹或者说动物，穆齐尔还倾向把这样一种"如在梦中"的生存体验赋予女人与少年［如托乐思（Törless）的身边人］，或者像莫斯布鲁格尔、拉喜儿、索利曼这样的粗人。三人曾透过钥匙孔津津有味地偷看狄奥蒂玛家的会议[2]，如同落入一个"细节"的世界（"生活从此只是细节"），梦也仿佛坠入其中："透过想象与锁孔看过去，生活呈现出令人不安的奇幻比例。"由此，我们或可提出如下问题：在何种条件或情况下，对梦抱有怀疑的小说家穆齐尔会与"携"梦之人建立起关系甚至是默契（而且这件事他做得饶有兴味且颇为成功）？这份默契的意义何在？

需要说明的是，穆齐尔长期以来有一个特点，就是对梦进行文学化加工。他假设人物在做梦，赋予自己恣意操

---

[1] *L'Homme sans qualités, op. cit.,* I, chap. 43.

[2] Ibid., chap. 44.

控后者思想和脑中画面的权利。有两段关于托乐思的文字就反映了这一作者行为，其中第二段描述了一个"有关康德"的梦，给读者造成了不适之感。在这里，梦过度服从一个叙事目的或描述目的，与强势说教无甚区别，所以读者才会心生逆反，兴趣渐失。

穆齐尔还有一种强势稍减的用梦之法，就是把自己或他人所体验或经历的梦加之于人物，前文段落中乌尔里希的梦即是如此："多少次他想要翻越这陡峭山崖，却每次都被一阵强烈的眩晕拦住了脚步。"[1] 作者于1930年4月28日在《日记》中写下一段评语，证实了这个梦的真实性，这评语与方才小说所述内容恰呈平行，把梦中眩晕之景与做梦人所经受的阻碍机制（inhibitions）联系起来。[2] 这段评述在小说文本中以精妙的方式展开，赋予梦境一种"穆齐尔式"的滋味："他（乌尔里希）不由得为梦中事物所具有的一种天真的真实性感到好笑：光滑的岩石，崩塌的大地，间或出现的孤树——那是旅程的歇脚处或终点，以及前行过程中起伏骤然加剧的地面。"令乌尔里希发笑的这种"天真"，在恩斯特·克雷奇默（Ernst Kretschmer）的《医

---

〔1〕 Ibid., chap. 115.

〔2〕 *Journaux, op. cit.*, t. 2, p. 136.

学心理学》(*Medizinische Psychologie*)〔1〕中有着相应的表达，后者引用了精神分析学家汉斯·萨克斯（Hans Sachs）提及的俾斯麦（Bismarck）的一个梦，这个梦与穆齐尔所做、所述继而移植到乌尔里希身上的那个梦恰呈映照之势（"我已寸步难行，拍击着岩石，口中呼唤上帝……"〔2〕）。关于这个梦，穆齐尔如是说："我把已有的抽象概念（此处指"阻碍"作用）转化成一种形象化的、天真的语言。"正因存在这样一种"理论"框架把梦与乌尔里希联系起来，正因后者爱好分析、勤于思虑，梦才在穆齐尔的作品中获得了精准定位。人物因梦中象征世界所呈现的天真之感而发笑（我们想到米肖以及纳博科夫笔下的某些段落），这笑意其实源于一个关于梦和思维的更大理论。长久以来，穆齐尔在《日记》中持续构建这一理论，而乌尔里希在小说第115章对此亦有所陈述。这理论就是：在梦里，能够实现严格意义上的类比或比喻（即此物若彼物）。"一个类比中有真亦有假，情感无法将二者分割开来。假如我们实事求是地看待一个类比，借助感觉将其打造成现实的模样，便得到了梦与艺术……如果我们运用理智来思考这个类比，将那些契合不当的成分从完美契合的部分上剥离下来，则会

---

〔1〕 Trad. franç. S. Jankélévitch, Éd. Payot, 1927.
〔2〕 E. Kretschmer, *op. cit.*, pp. 160-164.

获得真相与知识，但同时也毁了情感。"我们看到，乌尔里希与穆齐尔仍在迟疑，两人都很看重知识，尤其是关于灵魂与梦的知识（比如克雷奇默、精神分析），因此才会居高临下地观察梦究竟是以一种怎样天真的方式重现类比过程的。对于穆齐尔来说，类比恰恰不是一个可随意摆布的人工制品，它的每一次出现都有可能通向顿悟，而知识却有可能使人远离顿悟。从这种意义上说，类比与对比不是思想的工具，前者先于后者，从后者中"溢出"，与博娜黛阿口中的"顺势而为""简单生活"相关——这话里有狡黠也有真情："梦中的你也并没思考，只不过经历了某个故事！"于是，生命本身不可或缺的一门玄秘学问——"梦之道"（savoir-rêver）产生了。乌尔里希想："多少次，只要我们不去多想而投入行动，那些原本无法确知的事情就产生了如我们所愿的结果！"穆齐尔深羡这种能力，但我们发现他有时也会炫耀自己这个不如人处。无论怎样，他都无法远离身怀这一能力的人，正如刚才片段中的乌尔里希无法离开博娜黛阿一样。

在一种神智清明的状态中，耐心而专心地享受别人（朋友或妻子玛尔塔）的梦，或者在工作时进入最高程度的精神专注状态，不容地板吱呀声或街上孩子叫喊声打扰。这就是穆齐尔期望抵达的理想之境——以非夜之梦平衡无梦之夜。

第八章　卡夫卡：夜幕下的歇脚处

　　我们需从《城堡》（*Le Château*）开篇处说起："当 K 到达时，天色已晚，厚厚的雪覆盖着整个村庄。"由此，故事开始，人物登场，背景展开，这一切都遵循着一种方式，我们应格外关注这种方式，因为它伏延于文本推进的整个过程中，虽然有时会稍作改变或有所深化。天色既晚，天气又冷，村庄仿佛蒙上一层眠之雪，这雪麻痹了一切，抚平了一切，所以小说第二段就已出现"寻找宿处"的需求。作为童话的忠实读者与仰慕者（他的书房遗物中当然有《格林童话》，而且还出现了中国和土耳其等国的童话）[1]，卡夫卡常为自己的小说罩上一个简单却神秘

---

[1] Klaus Wagenbach, *Franz Kafka, Années de jeunesse*, Éd. Mercure de France, 1967, pp. 232-244. 另：本章所引用的卡夫卡文章皆出自亚历山大·维亚拉特（Alexandre Vialatte）的译本（*Œuvres*, éd. par C. David, Éd. Gallimard, La Pléiade, 1976）。

的民间童话的外壳，《城堡》即是如此，其行文的主动力来自这样一个问题："我能在哪里过夜？我有权在这里过夜吗？"德国有一篇传统童话名为《房主》（*Le maître de maison*），讲的是一位旅人夜晚来到一美宅，请求在此过夜，第一个答复者让他询问其父，而其父又将旅人推给自己的父亲，依此类推，旅人最终见到一位十分年迈的长辈，获得了留宿的权利。

故事甫一开篇，就触动了读者或听者心底源自童年的一种深切情感：假使自己被弃、丧失家园，将去何处寻找栖身之地？我们已感受到作者如何在讲述故事的过程中把这个充满焦虑的问题与其背景相联系（我们想到类似小拇指的故事）：夜晚，人在陷入睡眠之前，两眼除了闭合别无所求，此时，一股强烈的好奇、一种不愿入眠的意愿反而打开了睡眠之门。《城堡》中有很多人物都具备非凡的敏思，喜欢滔滔不绝地说理（K、村长、欧尔佳、毕尔格以及蓓比[1]都有此特点，虽然有微妙不同），然而这份敏思与辩才却都笼罩在一种无法抵挡的强烈睡意之中。他们的对话者甚至小说读者，若不是隐约感觉到所谈话题极为重要，意识到这些发自睡眠边缘的长篇大论决定了每一个

---

〔1〕本章中所有出自《城堡》的人名及地名译法皆遵照姬健梅译本，文汇出版社，2020。——译注

人的生存权利和生存意义，或许同样会被这份睡意吞没。我们发现，卡夫卡的小说直至结束都一直浸润在夜色之中，被黑暗吞没，同时也被大雪覆盖：

> 山上的雪似乎没有村里这么厚。不论是前一天在大路上，还是此时在村子里，K都同样寸步难行。积雪已经高至小房子的窗棂处，沉沉地压在低矮的屋顶上，而高处山上却是一派晴好……

然而就是在这低地处，在雪的重压之下，在过短的白昼和使人力竭的夜晚中，旅人还要不停地前行、思考、与人理论，虽然心中充满对休憩的无限渴望。

因此，关于《城堡》，我们提出的研究思路就是：暂时搁置故事的象征性、形而上意义及宗教价值等问题，把关注点放在情节产生的背景及其内动力上——这内动力就是找到住处、安然入睡。从某种程度上说，本文想要强调或凸显的就是这一核心叙事主题。我们将试图展现这一主题统领下的大量细节与独特氛围，理解它如何唤醒了人物和读者心中最深的隐忧，进而把作品所含的精神营养与其独特的魅力相关联，去感受作者如何通过怪诞的情境设置把这部小说深植于大众记忆之中，如何使一部《城堡》从夜与影中浮出。由此，我们将能够更好地品鉴卡夫卡的艺术，正是这种艺术，把对于与一个毫无确定性的世界相搏的生命的细致描写，成功嵌入了民间童话的框架之中。

过　夜

"过夜"是全书的关键词之一。K 在旅店大厅炉旁的草席上刚睡着不久，就被一个名叫许瓦泽的年轻人叫醒，K 听见他说："这个村属于城堡，在这里过夜就相当于住在城堡，须得伯爵许可才行。"作品结尾处出现了一个片段，完全可被视为作者对故事尾声的描述：K 接受了车夫葛尔史特克的恳求或者说邀请，由此，一个夜之港湾再次——也许是最后一次——出现了："K 笑起来，挽住他的胳膊，在夜色中随之前行。葛尔史特克的小屋里光线昏暗……"我们发现，从小说开头一直到这个假定的结尾，K 所拥有过、开发过的潜在住处是如此之少。

"过夜"，当然首先代表着休息——通过休息或睡觉来恢复体力。在这个故事中，每个人都处于筋疲力尽的边缘，他们或是被疾病、年岁所扰，或是迫切渴望休息。过夜，也意味着找到一处可供抵御外界侵害的避身之所，从而免受风雪之苦与黑夜侵扰。在这样的外部世界中，我们只能无尽地游走，却无法真正前进半步，恰如 K 抵村第二天后所经历的那样，当时的他想要找到通往城堡的方向（第一章）。卡夫卡的用词流露出强烈的凄苦与亟须之意，"住所"与"栖身地"两个词或许终能通向"家庭"这个让人向往又生畏的所在：有妻，有定所，有新的生存境遇，也就是说被亲人、邻居、自我所接受，获得合法承认。然而，渴望过夜的凄苦之心却驱使着主人公一次次居不择地，他睡过旅店大厅的地板，睡过白天还需腾地的教室。旅店老板娘关于他境遇的表述，最不堪却也最真实：

> 你已经完全被我掌握在手心里，对，在我手心里。年轻人，试试看吧，要是我把你赶出去，看你还能不能在村里找到住处！连狗窝也没你的份儿！
>
> ——《城堡》，第四章

"过夜"一词中包含着对人世间一个歇脚处的渴望——帐篷也好，软床也好，同时它代表着一种跨越。过夜，即是穿过分割今明的危险地带，这地带的一侧是此刻清醒的意识，另一侧是今夜过后仍会苏醒并继续支撑个体生命的意识。夜里，我们可能会在寒冷、缺爱、被弃的状态中生不如死，在大雪或夜色中感到窒息，还有可能坠入无底的失眠之渊，饱受身体内部的折磨，眼看着意识自我分裂或与身体相搏。我们想睡觉，想停止思考，想给疲于动弹的四肢和懒怠睁开的双眼渴望已久的休息时间。然而就是这点权利我们也无法给予自己。不知疲倦的思想一路向前，给自己设下种种路障，再一次次撞上去，无数执念如走马灯般闪过。从这一角度说，《城堡》确是一部关于思想的小说，这里的思想，指的不是在自己创造或发现的空间里自由来往的思想，而是落入现实和生活陷阱里的思想，它在夜的边际处徒然挣扎，筋疲力尽，无力劝服任何人，也无法给出结论，就像"这些毫无意义的想法，也许在你远方的家乡还有点价值"。

因此，"过夜"也意味着承受或填满一段等待的时光。童话恰恰就有填满等待的作用，它把我们从真实生活上引开，继而又带回其中，从而揭示出生命的奥义。从第一章起，卡夫卡就把我们引入一个矛盾的世界，在这个世界里，不论夜晚还是睡眠都无法使人类活动真正暂停。他在第一页如此写道："旅店的人还没睡下。"不久，K睡了一小觉后醒来，发现身边围着一圈人，有旅店老板，有许瓦泽，还有"仍在这里"的农民，就好像他们一直没完成上床睡觉的准备工作。所以，卡夫卡笔下的夜首先是白天的一种延续，一种推迟（就像渴望熬夜或期待拥有童话般体验的孩子迟迟不愿上床一样）。不过，我们渐渐发现，就在这个难以料想的空间里，一个庞大的活动系统逐渐铺开：既有"举杯围坐的农民"的无关紧要的活动；也有"官员们"如克拉姆、毕尔格或埃尔朗格的看似重要的神秘工作；还有侍者、女佣、车夫、信差的不可或缺的服务性工作，如果没有他们，"官员们"将处处受缚；此外，不应忘记那些心绪莫测的电话接线员，他们有时会接电话，有时又选择不接。《城堡》的夜里充满了这些说不清道不明的小活动的声响，比如啮齿类动物的脚步声（K"一觉醒来，夜里仅有一两次被散步的老鼠吵醒"），或是电话的嗡鸣声，听筒那边仿佛有全世界的人声在徒劳地彼此交融。（"听起来像无数重声在嗡嗡作响……就好像这万千声音企图以一种不可能的方式结合在一起，化作一个声音，这声音尖锐又强大，冲击着鼓膜，好像要穿透什么比可怜的耳朵更深的东西。"）然而此时又确乎是夜，供人睡觉的夜，况且小说作者也无意呈现一场全体性失眠。卡夫卡以一种微妙的笔法，一种奇幻意味稍减但却更加令人不安的方式，邀读者进入一个有人睡觉、有人清醒的并存空间中。就在人们睡觉的当时甚至当地，活动、思维、烦愁都一直继续着。这种并存现象让人想起童年，孩童就包裹在自己的睡意和大人警醒的意识中，漂浮于这意识之上。所以卡夫卡在第一章就写道，K睡在那些清醒而沉默的农民之中，书中有不少此类令人难忘的场景：

　　他抬起困倦的眼皮，看了他们一眼，又睡着了。

当 K 再醒来时，一群人正聚精会神地"站在他旁边"，这一点我们之前已经提过。又过一会儿，K 一边"用小得出奇的声音"同许瓦泽说着话，一边"把被子提到下巴处"，又睡着了。再过片刻，眠与醒的纠缠、睡觉之地与活动场所的交融，都由一部电话机以一种惊心动魄的方式呈现出来。电话"几乎就在他头顶，但 K 太过困倦以致没有丝毫察觉"，而许瓦泽"无论如何"也无法避免在讲电话时"吵到睡觉之人"。还是这一章，筋疲力尽的 K 进到一间客厅里，这里有一大家子人正在进行各种活动（有人在洗澡，有孩子在嬉戏，有女人在洗衣）。他想要卸下自己的疲惫和睡意，可能就⋯⋯睡着了，正像眼前这个"倚在"乳母"胸前酣睡"的婴儿：

> 后来他自己可能也睡着了，当他被洪亮的呼唤声惊醒时，发现自己正头枕在邻座一位老者肩上。

桥头旅店给 K 准备了一间阁楼，房间的布置很有特点："旅馆需给此前住在这里的两个女佣另找住处⋯⋯负责打扫的人甚至都没给房间通风，明显是希望住客不要在此地久留，所以没做任何努力来挽留他。"这一方容身之地还保留着高度暂时性的特点，它不仅没有把下榻之人与外界隔离开来，还使其与前房客产生了一种间接的、无声的关系。新来者取代了旧人的位置，前者不认识后者，却又无法完全忽视后者。K 离开旅店后，先是试图在巴纳巴斯家"过夜"（第二章），后来在贵宾楼里遇到了弗丽达，从她那里获得在此过夜的许可，但只能睡在"柜台底下"。后来的情形是："他们滚出去几步远，无声地撞上了克拉姆的房间门，最终躺在了遍地的啤酒渍和其他秽物中，不再动弹。"在克拉姆房间门口，K 与弗丽达只是躺着，而不曾睡着，他们迷失在一个令人生畏的"他乡"——性爱之乡中，仅有薄布蔽身。然而这份爱远没有把二人与他者隔绝开来，反而将他们掷于一个公共空间的背景上。在爱的引导下，他们来到桥头旅店的那间阁楼，视其为婚房，却再次睡在了混乱与动荡中，置身于一种天真却使人不安的拥挤之中。这一切构成了一场令人力竭的堕落之旅，被作者用一支戏谑之笔描绘出来（第三章结尾处）：

> 到了旅店，K 马上走进自己房间，躺在床上。弗丽达在他旁边打了地铺。两个助手跟了进来，刚被赶走又从窗户进来……而且，这房间一般并不太安静，女佣们经常进来找个什么东西拿走，走起路来脚上的男式靴子声如雷鸣。床下塞满了各式用具，若是她们需要什么，就会毫不客气地抬起 K 身下的床垫……

　　这种近距离相处的模式令人震惊，其实这段描写并不带有真正意义的象征色彩，却给人这样一种印象：在整部小说中，睡意始终近在眼前，时刻可能降临，就像一场坠落之旅，落下后却没有任何东西真正归于平静，正如 K 和弗丽达所感受到的那样："……她什么也说不出口。由于座椅正挨着床，他们就倒身在床垫上，躺在那里一动不动……"床铺带给他们的圆满之感时近时远，正是在此处，卡夫卡以一种尖锐的方式表达了一个深具个人特色的观点——即居有定所的不可能性。

　　K 对"村长"的拜访（第五章）强化了之前在桥头旅店[1]时就已隐约浮现的一个印象。此前，弗丽达先是任由 K 从锁孔里偷看克拉姆，而后告诉他，公务繁忙且身兼重任的克拉姆，看似端坐于办公桌前，实际上是在睡觉："……您看到他的时候，他已经睡着了。要不是这样，我能任由您偷看吗？那就是他睡觉的姿势，这些官员们睡得特别多，很难想象吧。不过他们如果不这么嗜睡，该要怎么忍受那些人呢？""村长"的行为与克拉姆类似，只不过发生于一个较低的层面："他患了很严重的痛风，所以在床上接待了 K。"另外，权力作用于人类生活的方式与

_____

〔1〕 此处原文似有误，下文偷窥克拉姆的情节发生在贵宾楼而非桥头旅店。——译注

床上姿势明确相关："掌权者要担起所有重负……村长仿佛也以自己的方式体会到这一点，所以在床上痛苦地翻来覆去。"后来我们发现，他甚至在别人寻找一份重要政令时"有点打瞌睡"。另外，村长思维活动臻于顶峰的时刻，正是他妻子米琪（小说里只出现了她的小名）"坐在床畔的时候。她紧靠着这个充满生命力的强壮男人，几乎是把他搂在怀里"。在"床畔"这一地带，私密空间与公务场合，个人生活与公共生活纠缠融合在一起，难解难分。

当我们再次浏览整部小说时，类似场景就会源源不断地出现在眼前。K与桥头旅店老板娘之间的第二次对话——也是极为关键的一次对话，就发生在"床畔"。老板娘"仰面躺着，把羽绒被拉下去一些，可能因为呼吸困难"。作者将这些颇具特色的小细节详尽道来，让人几乎产生不适之感，似乎把读者与故事拉得过近，使其进入睡眠区域，进入封闭的生命范围之内。因此，老板娘的床被安置在一个特别的地方，"好让床上之人躺着就能监督厨房的运转情况"。在与老板娘谈话的整个过程中，K赌上了生命和追求，极力显示自己的机智与辩才。这场对话就发生在床畔，床上女人的动作赋予对话一种节奏感。（"'确实'，老板娘说道。她把脸埋入枕头，仿佛说了什么羞于启齿的话。"）我们还见识到K怎样故意决定在小学老师面前擦洗身子，因为他觉得"无须在自己房间里忍受上次那种侮辱"。毫无距离感的相处方式再一次出现，让人又恼又惊，这就是 K 对于私密圈外的人所施加的压力，是他以其人之道还治其人之身的手段："K 终于找着了之前滑入床缝的梳子……"再一次，整个故事"滑入"了不甚稳定的温床之中。

两个刚刚坠入爱河的人在学校里住下来，这段故事构成了全书的高潮之一。"弗丽达当然会处处跟随 K，他去哪她就去哪（哪怕是冰天雪地中，如果需要的话）。"但是（这种尴尬的旅程中总会出现个"但是"），她需要"让身为未婚妻的自己有个不必脸红的住处"，一个能让二人有尊严地结合的居所。因此，他们才接受了小学老师提出的苛刻甚至是让人羞愤的条件：在两个教室中选其一过夜，如果教室要用来上课，他们就得"搬到另一间去"。卡夫卡描述了 K 和弗丽达如何住下来，如何在学生的注视下醒来，如何像露营一样在教室里安置下一个窝，这"卧室"一点也不舒服，且完全不合时宜，装点它的只有体育器材。这段描述具有一种强大的戏剧与喜剧力量，呈现了彻底无家可归的生命状态（他们不正是由于生活所迫才选择先在学校住下吗？），展示了一个被破坏、被打开的私密空间，一种在他人目光下难以安眠的困境，比如 K 的助手就曾"色眯眯地盯着这片破草席"。这里的一切都营造出露营的气氛，不仅有酒精炉、沙丁鱼罐头，甚至还有临时生起的火堆。不过此处毫无卖惨之意，K 由于身处这一境况，由于所遇之人的无礼，自然会时常愤慨，连那位小学女老师也曾心头火起。然而读者却被作者领上另一条路，被引导着去定睛观看，公正品评，就好像那些发生在地面的身体行为以及睡眠空间与教学空间的相互挤占其实都是一幕幕戏——奇妙地引人深思的戏。甚至连学校孩子们随时可能到来，K 等人与他们近身相处等种种描述，都赋予了故事一种独特的调子，这调子介于恐怖与率真之间，温柔与暴烈之间，被笼罩在一种极致天真的睡眠渴望之下：

> K 与弗丽达熄了灯，享受着温暖与静谧，舒展身躯准备睡觉。夜半时分，K 被一声响动吵醒。半梦半醒的他第一反应就是向弗丽达那边摸索，却发现身边躺着的不是她而是助手。也许是突然的惊醒激发了烦躁情绪，K 觉得自己遇上了进村以来最可怕的事，大叫一声，半坐起来，想都没想就给了助手一拳，打得他一下子哭了出来。

睡　觉

如果说 K 是怀着"过夜"之心来到村里，那么，随着故事一路展开，我们会发现，合法居住于此的村民与自己的床铺之间也有着非同一般的关系。阅读这部小说，就相当于从一张床跟跄行至另一张床，读者走进卧室，见证了一些人的睡眠，惊扰了另一些人的睡眠，从而在一种更广义的层面上体会到人们如何在永恒之冬的压迫下，在这样一个春日无多却仍有"落雪"的地方，渴望着一个温暖、明亮的栖身之地，渴望着夜色的护佑。弗丽达正因怀有这样一份挥之不去的渴望——它如此强烈又绝难满足，才说出下面这样一番话来：

> 在这世界上，找不到任何可以庇佑我们爱情的安宁之地……我多想拥有一个坟坑也好……

当 K 从他人口中了解到如下情况时，心中的渴望无意间愈发强烈了："许瓦泽整晚未睡，只是游荡。"巴纳巴斯因 K 的责备而心中不安，于是"那天一夜没睡"，"在木凳上枯坐整宿"而"毫无倦意"。在村子里，巴纳巴斯及其家人确实属于被排斥的人，所以他父母永远卧床不起，且总被失眠所扰："一小时之后，他们的睡眠实际已经结束。"尤其是他父亲，疯狂想要重振家族，于是整夜整夜地在外苦等或卧床哀叹，以至于有天早上，"两腿僵硬，无法伸直"。人们有时会看到他"躺在咖啡馆一角"，正如故事开头时的 K 一样，那是他正在等待女儿欧尔佳的消息，期盼"睡在马厩里一众仆役之间"的她能够有所获。后来，当K与弗丽达没有经受住二人生活的考验而最终分手时，发生了让人痛心的一幕：助手耶瑞米亚，原本多么生龙活虎的一个人，变成了病痛缠身的老人模样，"让人只想赶紧把他撵回床上"。不过，正如K不无恶意地向弗丽达说的那样（他还是挺懂耶瑞米亚的），耶瑞米亚也有可能是"乐意窝在你房间里，假装自己是第二个克拉姆"。我们知道，在接下来的故事里，K也没有获得更多的舒适体验。疲倦至极的他幻想着，即使不能"在一张（好）床上尽情睡一觉"，至少可以"躺在"贵宾楼的"走廊上……睡上一会儿，温存片刻"。尽情睡上一觉，甚至还有比这更好的愿景——任何一间屋子里的一张空床都能在K心中燃起"躺下然后永远睡去的疯狂渴望"。他与毕尔格的整个对话显然发生在一张"十分宽敞但不幸已被占据"的大床边上，我们看到被环境所迫的K如何想睡而不能睡，与入侵体内的困意艰难相搏。后来，他遇到了埃尔朗格，又在无意中见识到文件被随机分发的过程，后又受到旅店老板的责骂，在经历这种种事件之后，K才终于能在酒吧"任由自己一下子躺倒在酒桶上"，枕着蓓比给他的枕头，"宽宽松松"睡上"12小时以上"。然而，即使是这个简陋不堪的歇脚处也只是暂时的，K谢过老板娘"允许自己在此过夜"后，还得去可怜的杰尔斯塔克家，以求片瓦遮身。

这些段落所展示的人物，与其说在前行，不如说越陷越深。在其所处世界里，他们一方面困倦得无可救药，一方面又过度活跃——尤其是精神上，所以 K 深感这是"一个没有人觉得累的地方，或者说，所有人都长期疲惫不堪，工作却未因此停滞（甚至可以说反获促进）"。睡意、倦意、病痛、衰老，种种元素汇集于同一幅沉重的画面里，然而此中又不乏欢愉或轻快之笔。许是因为，具有修复功能的睡眠（比如第一章中的 K 只是在皮匠拉塞曼家里坐着打了个盹儿，就多少恢复了点体力）能使入睡者进入一种奇特状态——既与他人相隔绝，又受其庇护；入睡者与他人近身相处，注意力贯注于后者身上，随时接收其反应，就好像睡眠不仅是一道通透的屏障，同时也是一张高度敏感的薄膜。从严格意义上说，睡眠当然无法使不同生命相互结合，却能在它们之间不断构建联系。

之所以这么说，原因很简单：沉睡者处于放下自我、毫无防备的状态，而清醒者恰可利用这一状态，从中获益。卡夫卡把人对于交谈者的信任比作睡眠，使读者得以窥见 K 的心机："他立马察觉到自己犯了一个技术错误，他不该用自己的方式来解释弗丽达的沉默，这样做就相当于把她从梦中推醒，而他本可从她的睡眠中获益。"

更重要的一点是，人物之间还产生了更为错综复杂的关系。在这样一个无人完全清醒的世界里，不同人的睡眠或恍神时刻一直在相互交织、彼此穿插，却从未重合，因而造成了这样一种尖锐的、磨人的环境，一种让人不断惊醒却又始终睡意昏沉的气氛，这一点从人物的语言、体态和行为上都可看出："……您现在能够舒舒服服坐在这床上，都是因为他当时太疏忽了——而我那天晚上已经快累趴了。""什么？K突然从恍神中醒过来……"在这种没有半点柔情的关系中，一切行为都是相互作用或推动的结果。

卡夫卡通过讲述城堡如何用电话与外界联络，进一步细化描写了这种"互不重合"的状态。"城堡里的电话系统可能运行得极好"，但我们马上得知，电话无法保证任何"稳定的联通"，因为铃声线路的接触点被切断了。"不过，疲劳过度的官员有时会有散散心的需求，尤其是晚上或夜里[1]，所以就会把铃声线路暂时接好。"得益于夜，一种具有随机性、实质性以及些许欺骗性的关系建立起来了。这种荒诞的沟通方式在小说所述的多场夜话中得到进一步体现。在夜谈过程中，睡意渐远的同时谈话双方的距离被拉近了，旅店老板娘嘉尔德娜和她丈夫即是如此："我们夜里聊天时，他总会睡着，这时我就会叫醒他，让他接着和我聊。"K和弗丽达的关系（据卡夫卡解读者的研究，这段关系可能基于作家本人与斐丽西·鲍尔、格莱

---

〔1〕仿宋体系原文作者所加。——译注

特·布洛施以及米莱娜·杰森斯卡的书信而虚构）更是显露出睡眠的通透性，呈现出一个已然入睡的人如何牵挂着另一个人的睡之欲："弗丽达尚未完全醒过来就喊道：让K睡吧！不要打扰他了！——虽然她困得要死，但心里仍然全是K。"下文不远处，弗丽达怀着异样的柔情向K描述了一种由入睡者组成的共同体，只有当清醒者将最后一缕清醒的意识投向入睡者时，才能发现这一共同体："夜里，我躺在你身旁时，会忍不住支起身来，越过你望向他们，其中一个正在熟睡……"睡者与醒者的关系具有交互变化的特点，有时我们渴望护佑爱人的睡眠，有时又渴望在其护佑下安眠，波德莱尔就描述了这样一种不断转换的关系："我害怕你醒不过来，害怕一切就这样完了……于是我点上蜡，盼你尽快醒来保护我。"

最后，让我们来说说之前已然提过的那些"官员"。从克拉姆到毕尔格再到埃尔朗格，睡觉似乎是他们的力量之钥。睡觉这样一神秘又安宁的状态，对于所有仍在活动的人——不论他们是因为失眠还是仅仅因为焦虑——来说，似乎构成了力量的象征，因此文中出现了一系列充满矛盾的"夜审"场景：毕尔格自称失眠，却能安然入睡，相反，K却挣扎在梦与醒之间，需要一直应付审问者。毕尔格无情地告诉已经站立不稳的K，睡觉真好。"这是一种绝妙的机制——难以想象的绝妙，但从另一角度来看，它也是可悲的。"这部处于夜色核心地带的小说，带给读者一种有关人类生存境遇之固有脆弱性的痛苦领悟。在钝刀磨人般的恐怖的受刑过程中，K体验到一种痛，这是人在最软弱、最无助时被迫承受的一种痛，其最直接的表现就是睡之欲。

做梦？

若要对这部小说甚至卡夫卡的全部作品进行文学研究，还需回答一个最难的问题：为什么我们说这些故事不是梦之陈述？关于这一点，罗杰·凯卢瓦提出过一个初看十分诱人的假说。我们没法从头开始梳理整个问题，但将以前人研究为基础，审视这样一个问题：梦所独有的画面及其呈现出的那个让人怀疑的世界，究竟在何种程度上决定了小说的基调以及人物出现的方式。

我们先要回到K刚进村的时刻。那时的他准备在旅店度过第一晚，却被许瓦泽叫醒并勒令出示一份"过夜"许可，此刻我们感受到了他内心的踌躇，"他似乎想要说服自己，所听非梦"。文中那些显示真相的迹象很可贵，却也很含糊。我们发现，K虽有疑虑，但确未做梦。然而不论是他还是读者，都无法忘记这样一种印象——即凯卢瓦口中的"不确定性"。正是这样一种不确定性，为小说所绘的现实蒙上了一层梦幻或者说噩梦的影子。

整部小说中至少有一处明确出现了梦的意象，即 K 与毕尔格夜间对谈时。在 K 的梦里，毕尔格是以"希腊神祇"的面目出现的。我们发现，这转瞬一梦的独特之处在于，K 一直在借助梦努力跟进对方的谈话。极少数时刻，他脑中的形象可能会扭曲变形、脱离控制，但严格意义上的梦幻空间从未出现或者说并未取代实感空间。所以我们的研究方向不在于此（卡夫卡自己也未在此处做过多停留），而在于观察某些细节、某些元素所具有的独特的出现方式。

若要完美地描述这一方式，说清它与梦的基调或趋势之间的联系，我们或可这样表述：如果说有些事物在某种时刻得以出现、成形、具象化，皆是因人物意欲如此，那么在真实世界中，下一时刻究竟会发生什么却是无法预知的。说到底，K 并不是土地测量员〔在这一点上，我们同意马克斯·布罗德（Max Brod）的观点，他在概述这部小说时，给"土地测量员"一词打了引号〕。事实很简单，K 应该是在许瓦泽的威逼之下立马编了个故事：

> 暂且向您说明一下，我是伯爵先生请来的土地测量员，我的助手明天会带着工具乘车到达。

于是，像童话一样，虚构变成了现实，K 自我任命的职务得到认可，两个亦正亦邪的助手也出现了，用 K 的话说就是：

> 他们完全有可能是从天而降来到我身边的。（"如雪花般落在我身上"——德语原文呈现了这样一个美妙画面）

还有，当 K 第一次走在村里时，听到了城堡传来的钟声，这钟声响彻了整部小说，K 已明确感受到此中深意：

> 钟声中有悲怆之音，这声音似乎在预告一切事物的终结，而我们恰暗自期待如此。

在童话《三个愿望》（*Trois souhaits*）中，主人公受困于无意识层面的渴望，与他类似，K 的所有经历都起源于心血来潮，后又融入真实事物，像梦一样把他紧紧裹在其中，因此他既不能把这些经历当作平凡现实从而远观之，也不觉得自己对这些事负有全部责任。书中还有一幕很有特点：一夜未眠的 K 疲倦至极，等到终于可以睡下时，女佣蓓比出现了，她应旅店老板娘的呼唤从黑暗中走出，就仿佛是故事设置或老板娘的命令使其从虚无中现身，赋予她一种生存形式，而这生存形式随后演变成了大段独白。由此我们还想到巴纳巴斯的类似的出场方式，他"也是从黑暗中出现"。而作为小说中心人物的K，亦如一个脱身于黑夜却不愿再回归其中的形象——这也正是老板娘对他的谴责所在。她确有见事之明，把K比作这样一种夜行昆虫——本该在白天来临时消失不见，结果却在大日头底下安身，如同一个被文学赋予了真实"血肉"或过多现实感的黑暗形象——"蛾子，夜里的飞蛾，这可怜的虫子，难道不是在太阳升起时能躲多远躲多远吗？……而他！K！却站在最显眼的地方。假如他能阻止太阳升起，就真会这么做。"因为这些形象确实出自于夜，从夜中汲取了力量。

一部《城堡》读来，我们丝毫不怀疑此中封藏着一个关于文学活动的隐喻，且这隐喻不单单体现在人物巴纳巴斯身上——据他姐姐欧尔佳所述。文学活动就像夜间活动，作者在召唤最自由的意象的过程中热切追求着真相。很显然，整部小说都以睡眠为根基，这一主题与卡夫卡的作家活动有着千丝万缕的联系：首先一点，若要想象发挥作用，就须在专注与恍惚、清醒与睡意之间周旋（意识和无意识在此过程中的作用似乎更为直接）；第二点，作家自己也期待着在这世上找到一方立身之地，一片避身之瓦，一张用以平复痛苦的床；或许还有一点，卡夫卡在深夜伏案工作、与睡意抗争时，倾听着成千上万受苦受难的声音在空间中穿梭，这些声音在夜间格外清晰，他试图将其收集起来，用以滋养自我，同时也还其公道。

第九章 雅各泰：以梦之光

　　如果我们从梦的角度出发，尤其是带着关于梦的几个问题来重读雅各泰的作品——主要是《天然播种》(*La Semaison*[1])，就会在自然生发的好奇心的驱使下倾向于透过雅各泰所述之梦来观察其人，就好像梦打开了一扇窗，投下了一束光，照亮了人的内部本质。经过如此观察，我们很容易发现，诗人在其他作品中已有所展露的人格此时会再次跃然眼前。无论在梦中，还是在对于生命其他经历的描述中，雅各泰都流露出对女性容颜与躯体之美的着迷，表现出记忆伤痛的深刻影响。这些时刻的他，或惊惧，或迷醉，或失望，或沉思，仿佛置身窘境。无论在梦中，还是在某些沉思之时，他似乎都感到衰老与死亡将至的威胁，这威胁的征兆或是"阴惨的光线"，或是"一

---

〔1〕 *Carnets 1954-1979*, Éd. Gallimard, 1984.

种黑暗、坚硬、无出路的景象"[1]。如同次第展开的日子一般，接连诞生的梦境也呈现出一种交替之象，有时是明澈的狂喜，有时则是令人感到禁锢或压迫的画面，这些或长或短的时刻轮流而至。雅各泰曾记录过这样一次典型的交替过程：1972 年 5 月，梦中的他在一片有如普桑（Poussin）或巴尔蒂斯（Balthus）所绘的风景——一种"天堂之景"[2]面前，不由得心醉神迷。在随后（即 6月）的一篇笔记中，梦则由一种"对于依稀瞥见的景象的好奇感"而起，将诗人带入一种"恐无出路的焦虑"中。这场梦接着又引出他关于另一个结构类似的梦的回忆：梦中旅店本承诺下自由之乐，但随即"隐约"呈现出另一幅场景——"由伤者、病者、垂死之人组成的不堪入目的景象"[3]，就好像轻盈的快乐必带来沉重的代价，时间的流逝意味着无情的惩罚。

不过，雅各泰笔下吸引我们的不正是其诗歌及其以诗人之身所经历的生活与梦境吗？所以我们此刻要探寻的，就是他的梦——包括种种梦象以及梦的概念本身——在其作品中的地位。另外，我们会试着了解他对梦有何见

---

〔1〕 Ibid., p. 181.

〔2〕 Ibid., p. 181.

〔3〕 Ibid., pp. 182-183.

解，他想以何种方式借梦之机并且于梦之中找到诗歌的素材——这一问题与前一个不完全是同一回事。还有，在雅各泰看来，梦的出现模式及画面的呈现方式中是否包含着宜于诗歌创作、昭示诗意来临的东西？另一个更具体的问题是：梦对于他是否代表着"执于自我"（l'attachement à soi）之地，意味着"晦暗"[1]即自我中心主义达于极致的时刻？或者正相反，代表着真相即将大白的自我分裂时刻？借用雅各泰所译的《奥德赛》（Odysée）中人物佩涅洛佩（Pénélope）的话来说就是：

> 因为，有两扇门通往摇曳的梦：
> 一扇牛角制成，一扇象牙筑就；
> 那些从锯开的象牙门进来的梦
> 是荒诞之梦，仅带来无稽之言；
> 由打磨光润的牛角门进来的梦，
> 则向凡间的观梦人宣讲着真理。

——第 19 卷，第 560—567 行

首先一个问题就是：诗人是怎样关注到自己的梦并将其为己所用的？梦时刻在逃逸，不仅因为醒时再难忆及所

---

[1] Ibid., p. 11.

梦之物，还因为梦会随着年纪增长及生命消逝而不断流失。年轻，意味着充满欲望、画面、愿景，洋溢着喷涌向前、向他方的力量，更重要的一点是，年轻代表着拥有看见以上这些丰富性的力量与能力。反之，衰老则意味着失去梦，失去见梦的能力。在某些无眠时刻或清梦被扰之时，雅各泰都曾想暂时重拾年轻时所拥有的梦的状态——从数量上、强度上、力量上都一如从前，然而自然的法则却注定是："人老了，内眼（le regard intérieur）近视了，梦也就少了。"[1] 做梦，即代表着"看见"这一行为本身，看见梦在自己体内如何成形，看见自己如何做梦。（我们能否知晓，那些想不起来、不曾见过，甚至不知其存在的梦，究竟是怎样一种梦？是否都是纯粹的浪费或流失？）在《天然播种》中的一篇诗稿中，雅各泰更有力地道出了这一切：

> 现在，一切都更不易……
> 颈上如负重压
> 几乎不再做梦
> 或者说

---

〔1〕 *A travers un verger*, Éd. Gallimard, 1984, p. 17.

我可能需要别人将我割伤。[1]

就好像灵魂的肌肤已变得粗糙，需要更深的印刻来留下痕迹。然而，恰由于所梦渐少、见梦能力渐弱，梦才越来越多地出现在雅各泰笔下，诗人才越发频繁、越发谨慎地记录梦，特别是自 1972 年以来。在某种意义上，梦"不过"是"梦"[2]，意象也仅仅是"意象"，从严谨的角度出发，这些都可被判定为无用之物。然而诱惑亦是危险，梦中意象能够引人沉迷，使人放弃真实生活转而追求梦之泡影："我们此生如在梦中。"[3]可是，诗人唯一拥有的就是这些梦与画面，他甚至将收集梦境作为自己唯一的使命，所以才如此残忍地斥责自己：你"吃的意象比面包还多"[4]。但是，诗篇刚走笔至半就被打断，雅各泰把一段散文体的思考插入其中：

> 我身周皆是意象，转瞬即逝的、破碎的、散落的意象，如飞鸟般经过又消失。我有心将其收集起来，

---

[1] *Op. cit.*, pp. 81-82.

[2] *A la lumière d'hiver*, Éd. Gallimard, 1977, p. 92.

[3] *La Semaison, op. cit.*, p. 203.

[4] Ibid., p. 199.

不然的话，随时间飞散的就会是我自己。[1]

梦肯定不是诗，但收集梦、捕捉其间驱使意象来往交替的运动或力量，却可使人达于最好的自我。这一过程虽不甚稳定，却能释放"见"之清明与潜能，正如雅各泰接下来在诗中所言：

> ……在自我的深潭中
> 汲取最好的一瓢，不使其静止、
> 腐臭、掩去周遭天空的光……

雅各泰所书写的梦，正体现了这样一种开放式的连续形态，没有因过度用心组合或反复组合而呈僵化之貌。

"说到底，梦与日记（'劣质'的日记）的素材是一样的，即性和暴力。"[2] 在梦的"素材"或者说梦所独钟的素材中，有些东西不属于任何人。性与暴力，散落在日记各处，和所有人有关，也和任何人无关。我们想到米肖，他曾在《睡法，醒法》(*Façons d'endormi, Façons d'éveillé*)中谈到自己做梦的经历：

---

〔1〕 Ibid., p. 223.
〔2〕 Ibid., p. 133.

> 我做梦时会说行话，所有夜间做梦人的行话，这
> 行话与犯罪分子的黑话非常接近，其中包含同样的
> 玩世不恭，同样的厚颜无耻，同样的亵渎之欲，如
> 此卑劣、流氓。

我们一旦发现雅各泰和米肖之间的相似性，就更会把前者放在梦之问题的文学传统（而非文学历史）上进行定位。浪漫主义曾倾向于视梦为源泉，这种对于梦的追求在超现实主义时期再次复苏，但对雅各泰来说却并不重要。而且，诗人无力也无心进入一种我们称为"开眼式"（les yeux ouverts）的探梦之旅——而米肖恰选择了这种颇含讽意与怀疑的观梦方式。另外，雅各泰也无意于进一步了解梦的景象如何形成于自身内部。与以上思路相反，他的目的在于通过追忆与再现梦境，把梦中的探索与其身为作家对于完美自我的追寻结合起来，因为做梦者本身也有探索之能，当他被意象牵引向前时，会不断考问这些意象，向其讨要缘由。于是我们看到，在写于1978年1月的一篇文章中，一场梦所独有的追索之旅（"我定睛凝视着她那张皱纹堆累的脸……我意识到自己所犯错误是如此荒谬……天色怎会昏暗如许？"）持续展开，逐渐抽象化，一直延伸至清醒时刻："一种难以道明的黑暗……或许一

个人就是因为撞到这片黑暗而选择自杀？"[1]有时，正是梦的贫瘠以及梦中那"如墨般黑暗"[2]的真相，最终将人引入了贫乏、疲倦的生命状态，在这种状态中，我们任由时间侵蚀，同时也亲眼见证着这侵蚀的进程。

　　我们还需上溯一段时光，才能看清雅各泰为梦规划了怎样一种布局。《梦之元素》（*Éléments d'un songe*）记载下"由穆齐尔而起"（à partir de Musil）的种种浮想，雅各泰在其中提出的"梦之岩洞"的概念承袭了柏拉图的观点[3]。岩洞里呈现出一些似是而非的意象以及一种"伪光明"的假象，使身在其中的人铸成大错——错过真相之光与现实之光。雅各泰从这一较为传统且决绝的"伦理"立场出发（他从未完全放弃这一立场）发现了一个更具奥义的交缠之象。在《冬日阳光下》（*A la lumière d'hiver*），他提到那些因美而生且在其记忆中代表美的意象，尤其是女性形象：

　　　　我们还会看到这些女人——不论是否在梦中，/
但永远在夜的朦胧围场之中。[4]

---

〔1〕　Ibid., pp. 261-262.
〔2〕　Ibid.
〔3〕　Éd. Gallimard, 1961, p. 66.
〔4〕　*Op. cit.*, p. 60.

"朦胧围场"这一意象，与接下来的文字以及被视为"烈性"牝马的女性形象密切相关。不过，这道几乎真实可触的围挡，并未将梦与周围异物——思想、别种意象、幻想、睡眠——严格隔离开来。雅各泰称这围挡是"朦胧的"，意味着其关注重点已有所转移，在这里，夜成为核心要素，包括夜间种种幻象甚至于夜"的"幻象——"的"字饱含矛盾深意。这些梦中意象，或系清晰所见，或隐约瞥见，或是人所误以为看见，它们不仅指明了自身被允许出现的特定时间，且跳出了封闭的边界，摆脱了作为梦之衍生物彼此隔绝的状态，与其他意象——来自无眠、睡眠或噩梦的意象——融为一体。雅各泰似乎格外清醒地认识到这一点：梦从来就不是纯粹的，思想始终参与其中。他多次对"杂糅于梦境的夜间所思"[1]表示关注，比如，恐惧这一情绪就在夜间呈现出独特的形式与强度，附着于以下种种时刻——无眠之时、噩梦之时、夜晚忽醒之时、渐入梦境之时、沉于意象之时。梦与醒，正得益于这恐惧才能相互沟通，而人在追悔或怀念时也能产生同样的效果。准确说来，当我们不再将梦视为意象的生产者，而将其作为暗中连接某些意象与某种感觉或预感的纽带时，就会发现，清醒的思考与梦境

––––––––––––

[1] *La Semaison, op. cit.*, p. 260.

其实同根而生。诗歌好似一盏"小灯"，见证了这条隐于黑暗的纽带。这纽带是"如同"："夜间所思混入梦境：初恋之光照亮的脸庞，如同冬日映在墙上的玫瑰色光晕。"这纽带也是"深处"："冬天的粉红光晕……在我内心深处，唤起梦中那些陌生女人的脸。"[1]雅各泰以这样一种全新方式，重塑了一种奇异的连续性，将梦关联其中。正因如此，他在陈述梦境时总会记录下一些随梦展开的想法。这些想法不一定出现在梦所构筑的迷醉状态中，而有可能产生于梦之侧、梦之后或追忆梦的过程中。行笔至梦的尾声，作者如此写道：

> 我应邀踏入的这扇门，当然有可能通向死亡，但也可能（我觉得这念头是在梦的进程中或梦结束不久时出现的）通往一个令人神往的地狱。[2]

这念头虽生于梦中，却并非梦幻的产物，因为人完全可以梦见走路而实际上并未踏出半步，梦到有所见却可能一物未见，那么，我们是否会梦见自己产生了某个想法而事实上并未有此一想？其实，把梦与梦中所思分割开来，认为

---

〔1〕 Ibid., p. 261.
〔2〕 Ibid., p. 135.

二者分属不同的心理空间，这样的观点在梦的研究界已是老生常谈。[1]另有一个梦，涉及雅各泰的诗人兼翻译家身份，他这样写道：

> 夜晚，乘坐横跨西伯利亚的列车，穿行在灰蒙蒙的无边原野上。

意象甫现而笔锋一转：

> ……想到西伯利亚一词的意蕴（这个词听起来就像是皮鞭抽击或寒风侵袭——我们脑中有关西伯利亚的知识催生了这样的印象）。[2]

这一联想脉络深长，已成气候，足以在梦中绵延下去。至于括号里的内容，虽然我们无法辨别它究竟是对于梦的陈述还是点评，但终归展现了诗人想要与梦合作、借梦重识自我的意愿。"……想到集中营，想到曼德尔施塔姆……"让梦境得以维系的，并非严格意义上的思想，而是一种"思及"（penser-à），一种思虑的过程，正是它将

---

[1] Aristote, *De insomniis*, 458b 18-25.
[2] *La Semaison*, *op. cit.*, p. 174.

精神引向某一方向。思维穿越梦境，涉险其中，在此过程中得到新问题的不断滋养。通过创造意象、投身于意象之中——而非全然迷失其中，思想变得愈发晦暗难解。被发配西伯利亚的曼德尔施塔姆，此时已化身为乘坐亚欧大陆列车的雅各泰，且身侧有妙人相伴。不过这段插有小恋曲的悲剧并未分散入梦者的注意力，反而将其引至问题本身：

　　　　她的面庞逐渐清晰，但我们仍未找到任何答案。[1]

　　在梦的指引下，雅各泰开始着手翻译曼德尔施塔姆，优美的译文终于 1981 年面世。

　　因此，如果我们忽略梦最具欺骗性、最"廉价"的部分——这一部分能将个人梦境与商业色情片中的场景相连（"横陈于新布匹摊位上的肉体"[2]）——就会发现，梦投下了一种特殊的光，是这道光把梦中意象拒于远方。梦自然而然催生出一种距离感和深度感，做梦人无须大加干预就可获得这一效果。有时，当我们欣赏艺术或回顾过去，或两种活动同时进行时，就能产生这样的效果。

---

[1] Ibid., p. 175.
[2] *A la lumière d'hiver, op. cit.*, p. 60.

雅各泰想到拉文纳（Ravenne）及其"昏昏欲睡的静谧"时，落笔写道："这静谧……生出一种距离感，一种分隔感……如梦一般的距离感，使人避免把拉文纳的教堂看作博物馆。"[1] 他在梦中发现了一种早已成形的审美，正如在现实生活中发现了梦中所见。

而且，这些意象正因诞生于梦中，才显示出一种特殊的力量。在一段与精神分析学的论战檄文中，雅各泰描述了一个贡戈拉（Góngora）风格的梦境（"或许贡戈拉笔下捕鸟的片段当时正划过我脑海"——又是一个伴随性念头，一个"思及"）[2]。这是一场不寻常的笔战，因为雅各泰在很大程度上认可对方："虽然我在这一领域相当外行，却也能想象精神分析师会如何解读这个梦。他们会说，我在梦中投射了圆满完成性爱的愿望，那位修女代表我母亲，诸如此类……"或许此处雅各泰有意选取了精神分析学中最欠妥当的言论；或许我们不应将这段文字视为他与精神分析学的真正辩论，而应从言语之间听取诗人面对所谓爱之道（savoir-aimer）时的焦灼心声。"我会接受这样一种解说作为梦中意象的'源头'吗（为什么不呢）？我小心不让这些意象因被解读而消失。"面对梦之

---

[1] *La Semaison, op. cit.*, p. 216.

[2] Ibid., p. 219.

学问（la science des rêves）的步步紧逼——且不论这一情形是真是假，雅各泰承认了意象的价值。在写下以上评述之前，他已在一段记述中大谈梦的价值——优雅、可见、欢愉、肃穆、安宁、妙音、神迷。这些价值虽与我们熟悉的审美标准（无论是诗歌、绘画还是音乐方面）有相似之处，却在雅各泰所述梦境中呈现出一种前所未有的光华，令读者沉迷其中。梦，正因与衰老相关、与最痛的失望相关、与生活窘境相关，甚至与噩梦氛围的根源相关，才让视觉或幻觉之美释放光彩，并将这一光彩合理合法化：

> 我醒了，不同于人所想象的那样，我没有从噩梦中挣脱的感觉，而仿佛刚刚置身于一个肃穆、至高的美之境地。[1]

> 我因担心找不到出路而急醒了，觉得梦中所见仿佛是人世众生的缩影。[2]

而有时，雅各泰所经历的却是一种类似但反向的过

----

〔1〕 Ibid., p. 135.
〔2〕 Ibid., p. 182.

程，比如，威尼斯虽然美得如洛兰（Le Lorrain）、丁托列托（Tintoret）、乌塞罗（Ucello）画中所绘一般，却会让诗人忽然"坠入噩梦"[1]。

然而在雅各泰的诗篇中，梦却极少现身。我们甚至发现诗人走上了另一条路——他沿梦上溯至夜晚与睡眠这两个世界。人需学会穿越夜所包藏的最险恶的东西，这座夜之监牢里不仅有噩梦，还有那令人绝望的景象——"没有明朝的死亡"[2]。至于睡眠，指的则是一种天然而神秘的渐熟过程——这一想法似乎又是抗拒梦的体现。这是一种物的睡眠、大自然的睡眠、冬日的睡眠，人应静观之而非投身其中（睡着反而意味着"逃避"[3]），才能窥见或于无意间捕捉到一种仅在夜间、在不可见的空间里才会出现的活动。比如，"蓝色的花 / 沉睡的嘴 / 深处的眠"[4]；再如，每当诗人黎明漫步时，都会望见湛蓝的山峦[5]，那是"夜的颜色"，也是"眠的"颜色；再如，"早上七点半，整个大地都是蓝的，都在沉睡……"[6]那是"青草的沉睡、草

---

〔1〕 Ibid., p. 253.

〔2〕 Ibid., p. 241.

〔3〕 Ibid., p. 240.

〔4〕 «Airs», *Poésie 1964-1967*, Poésie / Gallimard, 1971, p. 146.

〔5〕 *La Semaison, op. cit.*, p. 231.

〔6〕 Ibid., p. 121.

地的沉睡"[1]，是"种子的沉睡"[2]。顺着自然主义和反心理学的思路，诗人把睡眠归还给了大地：

> 花……酝酿着……在梦的大地上，在一团厚重之物里——它的芯子里有火在燃烧。[3]

这里的梦是物质之梦，是一场无主体式的萌芽过程，难以看清，却至关重要。

我们发现，雅各泰越来越经常地"倾听夜的声音"[4]，他希望能拨开梦的诱惑，赋予自己一双得以直视黑暗甚至夜本身的双眼：

> 我们仍暂居于光线织就的茧中。
> 待它绽裂之时（或缓慢或猝然），
> 我们是否会长出
> 天蚕蛾般覆有眼睛的翅膀

---

[1] *A travers un verger*, *op. cit.*, p. 39.

[2] *A la lumière d'hiver*, *op. cit.*, p. 36.

[3] *La Semaison*, *op. cit.*, p. 70.

[4] *Pensées sous les nuages*, Éd. Gallimard, 1983, p. 66.

以待试飞于这幽寒之境？[1]

日夜交替与季节更迭令诗人不得不关注形而上的问题，而这交替之象还向他暗授思考问题的方法：妥善利用光线（不论是夏日、白天还是幸福之光），让自己化身为蛾，即使在厄运与黑暗中也能张目明察一切；或者利用梦（以及"所见"、奇景、神秘的美）可能带来的鼓舞——虽然这鼓舞与痛苦最为靠近，正如在作者于1979年笔记中所记录的那场梦。雅各泰最终"被邻居的咳嗽声"从梦中惊醒，"总担心那会不会是粗重的喘息声"[2]。这是一种并未完全封闭的梦，一种通透之梦，就在这一空间里，诗人投向世间万物的目光无声地成熟了。

---

[1] Ibid., p. 15.
[2] *La Semaison, op. cit.*, p. 276.

第十章　卡夫卡与爱迪生：眠之雪

多年以来，我一直试图从不同角度来探索一个尚在萌芽状态的直觉，并将其用恰当的言语表达出来。这直觉即为，不论表象如何，睡眠应与智力活动的某些形式——想法、思考、注意力——有深刻联系。从某一方面说，我的研究目的就在于找出证据来证明这直觉的真实性或成真的可能性。此类证据并不鲜见，甚至可以说，一旦我们的关注点转移到这一方向，就会发现层出不穷的证据，于是我不由得自问，之前是什么东西妨碍我想到这些证据，阻止我将其恰当解读？尽管所有人（以及许多动物）都拥有睡眠，但睡眠仍不失为一个具有变量和差异的现象。首先说来，人看待睡眠的目光（这目光能够改变睡眠的性质）会随着时代、群体、思维活动的变化而变化。我们发现，19 世纪某一时期的人以及浪漫派的某一支流皆倾向于以澄明的理智看待睡眠与梦境（我们想到奈瓦尔和波德莱尔），倾向于在思考和体验这两种经历时以清醒的意识之光将其照亮。我们还知道，睡眠与各人的生理及心理特质相关联。就像世上有嗜睡者也有失眠者一样，有些人情愿将自己托付于睡眠，以蔽身其间，汲取能量；有人则想要在生活与思想中把这一难以控制、致人迷失的部分缩至最小。此外，睡眠当然还有时刻、阶段、不同强度的区域等差异。我们发现，这一视角下的睡眠并未跳出心理学的范畴，反倒恰恰体现为一种心智活动。睡眠服从于这一活动，同时也为其塑造出种种形式。总而言之，"睡眠问题"不单单是一个"主题"，以供研究者怀着愉悦的中立心态在不同诗人或思想者的作品中追踪其变化样态，悠闲地收集种种观点且乐在其中。在我们看来，睡眠首先是一种不会轻易被人看透的活动（也可称其为倾向或嗜好），它将种种悖论或难题推至那些认真思考这一问题、试图领略其中风景的人面前。为定位其中几个悖论，我们选择从两个人物身上入手，虽然他们行走在截然不同的两条路上：一位是卡夫卡，出了名的失眠者，他将睡眠视为再难踏入的遗失的天堂；一位是托马斯·阿尔瓦·爱迪生（Thomas Alva Edison），他本人的传奇显示出其不同寻常的睡眠能力。

卡夫卡时常难以正常入眠，他在《书信集》（*Corresp-*

ondance）[1] 中有关于此的诉苦已人尽皆知。与此同时，我们还应关注睡眠在他的小说和叙事作品中的重要地位[2]，因为睡眠正是人际关系的基本要素，最终构成了人类生存境遇的关键象征。1921 年，卡夫卡来玛特利亚里（Matliary）疗养数月，刚到不久，他就在 1 月收到马克斯·布罗德的一封信，信的内容大致如此（原件已遗失）："既然完美主义倾向让你没法拥有一个女人，那么同样，世上其他事物也会因此与你绝缘，如食物、书桌等。"[3] 这张清单列出了卡夫卡无缘拥有的事物，我们很想在"等等"之前添上睡眠二字。"你说得很对，"卡夫卡如此回复友人，"你我二人都有一种生理上的障碍，你已经将其完美越过，而我想到此处时，正看到对面山上的滑雪者进行下坡训练……对他们而言，坡度和起伏都不存在。他们滑行于景色之上，正如你的笔尖划过白纸……他们在下坡过程中所展示的动作，不知是不是弓步大转弯（是叫这个名字吗？），总之这是一种梦幻般的景象，健康的人就是以这种方式由清醒滑入了睡眠。"[4] 卡夫卡承认，同食物与爱情一样，睡眠应是一种

---

[1] *Correspondance 1902-1924*, trad. franç. M. Robert, Éd. Gallimard, 1965.

[2] 参见本书第八章以及作者的研究《卡夫卡的睡眠》（«Le sommeil de Kafka», *Nuits étroitement surveillées*, Éd. Gallimard, 1980 ）。

[3] *Correspondance 1902-1924*, *op. cit.*, p. 348.

[4] Ibid, pp. 348-349.

自然而然的活动，无须多言，无须多想。然而，要想完成这"自然而然"的活动，却需对自己身体与心灵有所控制，入睡者必须值得拥有睡眠，且接受睡眠。这就是人类本性中的矛盾。睡眠代表着圆满与成功，若要达到这一境界，就要任凭心中所思所虑沉入未知世界。卡夫卡信中所呈现的一系列意象把写作、滑雪、梦境、睡眠等元素融为一体，有力地证明了作者没有将睡眠视为简单或纯粹的思维中止（他有时甚至把睡眠描述为注意力高度集中或达于极致的形式）。入眠者应让心中所思所虑不再继续四处游走，将其导向睡眠。与此类似，滑雪者从未因自身体重而坠向山谷，反能将这重量引向某个目标，甚至是朝向山顶（"连上坡时也有如起飞"）。由此，健康入睡这一美好景象渐渐形成，这是入睡者完美掌握一门技艺后的效果。这技术是如此纯熟，以至于在滑入睡眠的过程中化为无形，叫人难以察觉。此刻，我们想到卡夫卡的某些梦，梦中的他以为自己拥有一种世所未见的交通方式——"滑草"，即在风景之上自由滑行[1]。面对入睡的考验，人虽把自我的一部分交与睡眠，却不等于一跃而入空境，反而在思维之中划出一条通往无所思状态的路径，巧妙地利用到心灵所具有的这份

---

〔1〕 *Journal*, 21 juillet 1913 (trad. franç. M. Robert, Éd. Grasset, 1954); *Lettre à Max Brod*, janvier 1919 (*Correspondance 1902-1924*, *op. cit.*).

沉重，即睡意，并且承认思维总是载有睡意这一现实。倘若最清醒的精神不含有几分困意，那么该如何解释它身上的入眠之力[1]？

　　来年（即 1922 年）7 月，卡夫卡当时正与妹妹奥特拉（Ottla）住在乡下，尝试创作《城堡》。他在给老朋友菲利克斯·威尔希（Félix Weltsch）的信中说自己深受噪音折磨，窗对面的锯木厂以及隔壁房间嬉戏叫闹的孩子都让他无法工作和午休。这番抱怨，让人想起他于 1917 年及 1918 年在屈劳（Zürau）所经受的痛苦，当时是老鼠的声音使他难眠。夜晚是听觉获得绝对权力的时候，万籁俱寂时，每个声音都清晰可辨，有如自报家门。同样，夜晚也是精神集中的时刻——只要卡夫卡能把注意力聚焦于内部世界，让心中声音畅所欲言。正如他在给斐丽希（Félice）的那封著名的信中所言，他需要"带上一盏灯，带上写作所需的所有用具，到与世隔绝的空旷山洞中"[2]住下，因为"当我写作时，周围从来就不够安静，这样的夜远非真

---

〔1〕 反过来说就是："入睡者若不是还拥有些微弱而模糊的感觉，就不可能睡那么熟；如果说世界上最大的噪音也不能把他吵醒，那是因为他在这声音发端时就已有所感知"〔莱布尼茨（Leibniz），《人类理智新论》（*Nouveaux essais*）的前言〕。转引自洛朗·加斯帕尔（Lorand Gaspar）。

〔2〕 *Lettre à Felice*, 14-15 janvier 1913 (trad. franç. M. Robert, 2 vol., Éd. Gallimard, 1972).

正的夜"。他畅想着写作的理想条件，继续写道："我还是别写作了！……毫不费力！因为当人高度专注时，是感觉不到费力的。"[1]

1922年6月底，他曾给威尔希写信道："如果世上没有这许多噪音……我应该身体还不错的。"[2]我们没有见过威尔希的回信，但据说他有劝说卡夫卡学会战胜噪音。后者于7月初回复道："夜晚的世界好似密闭，我刚战胜一个噪音，另一个就接踵而至，如此这般源源不绝。"[3]噪音使卡夫卡无法工作，无法入眠，因为他对所听声音反应过于敏感，这些声音对他来说如同召唤。当他听到锯子的噪音时，就没法不想到锯木厂的负责人。他认识这个人，但不太熟。信里接下来的一句话，把卡夫卡思维的连续性如画面般呈现于我们眼前，这种连续性存在于他从一物"思及"另一物的过程中。这句话格外精彩，展现出他怎样被一条斩不断、抚不平的绵延无尽的思虑之线阻止入睡："我与锯木厂的会计交往不深，但这浅薄交情还是让我心里燃起一线希望。他可能不知道锯子声有打扰到我，而且也许根本不在乎我的感受。这个人比较内敛，不

---

[1] 仿宋体系笔者所加。

[2] *Correspondance 1902-1924, op. cit.*, p. 439.

[3] Ibid., p. 451.

过就算他是世界上最外向、最开明的人，也不可能在有任务的时候让锯木厂停止运转。我灰了心，望向窗外，心里却还想着他。"[1] 这一连串无穷无尽的思来想去，恰构成卡夫卡的特色，他不断让所有的细节、感受、人物彼此搭上关系，无法把它们完全摘择开来。接下来，卡夫卡举出一个完美的范例，展示了什么是划清界限，什么是清晰区分醒与睡、日与夜、工作与休息的能力。"我想到马勒（Mahler），我曾在什么地方读到过有关他夏天生活方式的描述。那时的他身体很好，睡眠极佳，每天五点半起床，然后沉浸于大自然中，跑到林中那间'写作小屋'（早餐早已备下），藏身其中，一直工作到中午一点。树木，在锯木厂会制造噪音，在马勒屋外却围拢成墙，无声地对抗着噪音（他下午睡觉，直到四点才和家人相聚，晚上他妻子偶尔有幸聆听他讲述上午的工作）。"此处有绝妙的讥讽，也有难挨的痛苦，两种滋味奇特地混在一起，构成卡夫卡的风格。他所描绘的艺术家生活图卷，让人想起托马斯·曼（Thomas Mann）在《威尼斯之死》（*La Mort à Venise*，故事灵感正源自古斯塔夫·马勒）中对于作家古斯塔夫·冯·阿深巴赫（Gustav von Aschenbach）的工作模式的描写："他黎明前就已起床，

---

[1] Ibid., p. 452.

用冷水浇洗上身，然后坐到手稿前，左右两侧各有一支大蜡烛插在银质烛台之中。他连续工作两到三个小时，怀着一颗火热的心，把睡眠过程中积攒起的力量都投入到艺术当中。"卡夫卡表面上深憾自己无法拥有如此清晰区分睡与醒的能力，但其实清醒地认识到：自己的作品恰是在睡醒交融的状态中成形，恰是他从失眠、从睡意手中夺来的。

说完卡夫卡，我们将顺着同一思路来研究托马斯·爱迪生这个渴望名利、貌似粗鲁但实则精明的人物。或许我应为胆敢将二者相提并论而向读者致歉。爱迪生，一位典型的美式天才，完全相信自己的才智力量，也相信社会赋予其天赋的机会，人们因他对于思维活动的全情投入而对其心生好感。当然，对他来说，思维活动主要在于以过人的执着来解决技术难题。结果自然是大获成功，上千的注册专利便是证明。我们还知道，这个自学之人是个多多益善、兼容并包的读者，他当然会吞下歌德（Goethe）、霍桑（Hawthorne）、达尔文（Darwin）的作品，而且还会阅读迪斯雷利（Disraeli）、马克·吐温（Mark Twain）、朗费罗（Longfellow）、维吉尔（Virgile）、雷加米埃夫人（Madame Récamier）。此外，13 岁时，爱迪生就对革命家托马斯·潘恩（Thomas Paine）的著述产生了兴趣。有人说："对他来说，不列颠百科全书能够抚平神经"[1]，似乎在暗示爱迪生的阅读不甚专注，近于机械，然而他的写作、笔记以及整个人生传奇却都推翻了这一印象。让爱迪生着迷的，是剥离了博学广识之想、处于精纯状态的思维之本质，因此他对于所谓学问表现得极为不屑。这样我们就能理解他为什么会在新泽西州门洛帕克（Menlo Park）实验室的每间屋子都贴上约书亚·雷诺德爵士（sir Joshua Reynolds）的这句妙语："人为了免去脑力劳动而无所不用其极。"[2]爱迪生的传记作者风趣地告诉我们，这种脑力劳动恰是他"最爱的活动之一"，正是脑力劳动让他不论

[1] Robert Conot, *A Streak of Luck*, Seaview Books, New York, 1979, p. 226.
[2] 英语原文为：There is no expedient to which a man will not resort to avoid the real labor of thinking. (*The Diary and Sundry Observations of T. A. Edison*, Dagobert D. Runes ed., New York, 1948, pp. 166, 167, 170)。我没有在雷诺德这位著名画家的作品中找到这句话，但却在他于 1784 年 12 月在皇家艺术研究院（Royal Academy）发表的演说讲稿中发现了意思相近的一句话："人们会利用种种手段来避免或推迟真正的劳动——真正的思考活动，例如准备好各式各样的设备，提前完成无数调查研究，甚至进行再简单不过的机械的抄录工作。"(*The Literary Works of sir Joshua Reynolds*, sous la dir. d'H. W. Beechey, Londres, 1851, vol. 2, pp. 41-42)我在想这一观点是否和托克维尔（Tocqueville）的思想有相近之处，后者曾设想过一种前所未有的专制主义的到来，这一制度诞生于民主思想，具体表现为"一种监护性质的巨大权力"，凌驾于所有彼此类似且平等的公民之上。托克维尔曾自问："它（这制度）岂非完全免除了他们的思虑之责与生存之苦？"(*De la démocratie en Amérique*, IV. 6)不过，爱迪生则更关注如何解决人类所面对的痛苦，而非卸除其思虑之责。

结果怎样不尽人意、不论妻子或合作者如何怨言不断，都始终专注于解决自己想解决的问题。他对于功成名就、出人头地、积累财富的渴望是如此强烈，以至于与人类活动的固有节奏坚决为敌，这节奏即来自工作与休息、日与夜的交替。（在他看来，）思想不能接受活动被中止。

　　这情形给人一种印象，即爱迪生应是个夜间活动者，不过，一个自相矛盾的奇怪说法却贯穿于他的传说始终。有时，他被描述成从不睡觉的人，声称睡眠无用："睡眠是后天形成的习惯。细胞就不睡觉，鱼类也不，所以晚上从未停止游弋。甚至连马都不睡觉，它们能安安静静休息一会儿就已足够。同样，人类也无须睡觉。"[1] 有时，他又呈现出完全相反但同样极端的一面，仿佛一生都沉浸于睡眠之中。据他的合作者弗雷德·塔特（Fred Tate）说："他睡觉的天赋不亚于发明的天赋，能随时随地在随便什么东西上一躺便睡着。"[2] 这种能力同样也有信念做支撑："他一生都相信睡眠能够治愈一切，不论是生理疾病还是心理不适。"[3] 他曾用夸张到令人咋舌的语言，形容自己睡得"像掉进一桶吗啡里的蚊子一样昏沉"，还声称怀疑自己

〔1〕　M. A. Rosanoff, «Edison in his Laboratory », *Harper's*, septembre 1932.

〔2〕　Alfred O. Tate, *Edison's Open Door*, New York, 1938, pp. 144-145.

〔3〕　Cité dans *A Streak of Luck*, op. cit., p. 137.

"幼年接种过失眠抗体"[1]。如此自相矛盾的说法让我们不由得猜想，在爱迪生大脑内部构造中，睡意应与聚焦于某一思考对象的高度清醒的意识毗邻而居，所以他才能够在二者之间无缝切换。不过，这不是因为他脑中存在一种中间态，即注意力漂浮甚至欲睡的状态，或清醒意识倦极将溃的状态——在这种时候，无意识能够以己之力辅助或接替清醒意识，所以从古至今发明史都把此类中间状态视为一种得天独厚的条件[2]。不过，亲眼见证过其生活的人明确指出，爱迪生把睡眠与专注区分得再清楚不过，在他身上，清醒专注的状态与沉睡状态不会同时出现，而是交替出现。"他有个习惯，即在等待别人制造模型或执行命令的时候，深深坐进椅子里，把双腿交叠着放在办公桌上，咳一声，思忖片刻，再咳一声，再深入思考片刻，又咳一声，随即沉入半睡状态，忽又惊醒般突然抬头，再慢慢陷入沉睡之中。"[3]思考是睡眠的反面，它拒绝着睡眠，又滑向睡眠。两种状态唯一的区别在于发明家本人的意愿，在于他是否决定与现实某物（电灯泡、电传机）抗争，还是任由精神被后者吸收。若是第一种情况，就需运用想象的力量，让脑中对象动起来，思考如何用精神改变或影响

---

[1] *Edison Diary*, July 19, 1885; cité dans *A Streak of Luck, op. cit.*, p. 232.

[2] 参见亨利·庞加莱（Henri Poincaré）及弗洛伊德的相关理论。

[3] Cité dans *A Streak of Luck, op. cit.*, p. 405.

它，如何击败或绕过它的抵抗之力。操纵与幻想、修补与大胆类比、理想化的憧憬与金融层面的手段，诸如此类的念头，围绕着一个令人神往的对象——涌现，并向它发出挑战。正因如此，爱迪生才是一个创造机器的发明家，而不是一个发现或验证定律的学问家。若是第二种情况出现，那么思维则是接纳了对象——不论其为何物，把它视为一个去真实化的催眠工具，任由自己沉入其中。

另外，我们还需澄清"专注"一词的含义，因为它正是中枢或关键所在，决定了睡眠会被接受还是被拒绝。出于本能，我们会将"专注"想象成类似肌肉发力的结果（"专注"一词本有此暗示，引人做此诠释），注意力让大脑内部一种类似颌部、钳子或是齿轮的东西发挥作用，从而使视觉或幻觉聚焦于一点，精准呈现出一个画幅有限的图像。但若事实如此——其中或许确有几分真实，我们就会发现，这种大脑装置在高强度活动之后难以骤然停摆，投入睡眠。其实我们还可以从另一个角度诠释注意力。想想西蒙娜·韦伊（Simone Weil）的话吧："专注即意味着用力，这是费力最多却实则被动的一种努力。"[1] 从这一意义上讲，"精准呈现"即意味着将远景或背景，将关注对

---

[1] *Attente de Dieu*, Livre de Poche, 1963, p. 92. 另外，前文我们已引用过卡夫卡的一句话："当人高度专注时，是感觉不到费力的。"

象的周边事物弃置于模糊地带。西蒙娜·韦伊接着写道，专注者的思维"与所有已成形的、独立的思想之间的关系类似这样：一个立于山巅的人若是向前眺望，便能看到无数森林与原野，虽然其目光并不曾投向那里"。现在我们就能更好地理解专注与睡眠之间的关系了，这关系首先在于，用以抹去或糊化背景的力量来源于睡眠，所有力量都是在睡眠中暗自生成，并以睡眠为支点向外界迸发。更为关键的一点在于，睡眠能够延伸至专注力之中，这是一种永不沉睡、从未停止存在的睡眠，它所具有的涣散的、被动的力量恰能使目光锁定的中心区域逐渐清晰。

由此，我们再次说回卡夫卡。正因睡眠与专注密不可分，所以入睡这一行为才具有可能性。我们曾讲到，眠之滑雪者正是借力于神智的昏沉或重负，才引导着自己滑落于睡意之中。爱迪生的例子则让我们明白被刺激兴奋的注意力是如何让位于睡意的：若要达到这一目的，只需将背景抹去（当然也要有此能力），让精神进一步集中于关注对象，把后者从其与当下现实世界相连的一切事物中分离出来，将思维灌注其中，从而进入到种种念头绵延而生的一个均质空间内，其中任何一个念头都不会留下痕迹，因为它们所具有的关联只存在于内部，只存在于彼此之间。就这样，大脑与听觉渐失联系，再听不到耳朵所捕获的声音，于是人便睡着了。

第十一章 普拉东诺夫——集体睡眠

读者既已随我至此，那么在为全书收尾之前，至少还需简略谈及两位苏联作家，即安德烈·普拉东诺夫和根纳季·阿伊吉（Guennadi Aïgui）。这两位俄语作家的创作高峰虽不属于同一时代〔前者作为小说家于 20 世纪 20 年代出道，20 世纪 60 年代后又吸引了苏联内外一批新读者；后者现居莫斯科，几乎无人知晓，雷昂·罗贝尔（Léon Robel）曾将其部分作品译成法语出版〕，却都表现出一种奇特的对于睡眠的亲熟感，我认为是这一点将二人联系起来。称其为"奇特"，是因为与睡眠亲熟并非常事。睡眠远离意识光源，无声且似静止。喜爱睡眠或喜爱自己的睡眠尚且平常，但若有人声称自己了解睡眠、观察睡眠、从睡眠中获得新知，或像普拉东诺夫一样把睡眠作为一部小说的背景，将作品精髓沉浸其中，那么这一现象则值得研究。

在我想来，思想的奇特性还以另一种方式将他们联系起来。二人都曾亲历那个诞生于1917年俄国革命的谜样社会，我总觉得这社会与睡眠有着些许联系。这是俄罗斯大地的睡眠，生命被掩埋其中而不留痕迹，这是大雪之眠，是无垠的冬之眠，就在这寒冬之中，自然孕育着重生的希望，而从社会层面看，这更是一场"无所知"（non-connaissance）的睡眠，身处其中的个人与群体被禁锢在极为专制而压抑的体系之内，服从其法则。历史悠久的独裁审核制度经过强化和扩展，被强加于整个知识分子群体，让艺术丧失活力，使审美品位僵化，而由此诞生的产物从各方面看都如同一具沉睡之躯。这身躯难得动弹，动起来却出人意料。而且，与其说它在掩饰自己的目的，不如说它对自己的目的一无所知，与之有如隔山。它仍不失为自己，然而其生命的连贯性既无形又显见，许是因为其思想的涌动虽有诸多表征，但仍微不可察。不，它没有死，它不仅随着宏大的生命运动在来回摆动，在呼吸、在感叹、在流汗，且眼皮微动，喉咙作响，吐露言语，更重要的是，它那依旧生动且智慧的脸庞有如一帘幕布，于平静之中透露出不可确知的思想活动。

作者想要表达的是，每个沉睡者都好像巨人，好

像被缚的格列佛[1]（Gulliver），成千上万个利立浦特人
（Lilliputiens）围着他忙前忙后，想要阻止其行动，让他动
弹不得。另外还有无数个利立浦特人活跃在他的神经系统
里（与奈瓦尔笔下场景相似），进行清洁或维护工作，为
他激活脑回路，为他搬运记忆，而这些记忆在醒后都会复
归原位，片刻前那激烈而持久的忙乱几乎不曾留下痕迹。

　　这具名为苏联的智慧躯体，大雪难蔽其身。没人会怀
疑它在思考，在创造，且它的思路和灵感四通八达。若想
直面这一思维活动，忠实反映其不可预知性，就不能小看
那些可感与可知的部分。虽然此章论及的作家都身背重
负，却不意味着他们要用尽全部精力设法解脱，对他们来
说，更重要的或许是提前行使自己所渴望的自由权利，即
安身于某种尚未完全成形的东西中，跳脱于当时的人类历
史形态之外，不再困于此间境遇。所以，在阅读普拉东诺
夫以及下一章的阿伊吉时，我们会努力记住这一点：虽然
这些作家赋予睡眠如此地位，虽然书中的睡眠掩映着苏联
历史的某些特征，但他们所谈论、所指向的是睡眠本身，
后者从属于另一部历史，关乎其他生命境遇。

---

〔1〕即爱尔兰作家乔纳森·斯威夫特（Jonathan Swift）创作的长篇游记
　　体讽刺小说《格列佛游记》（Les Voyages de Gulliver）的主人公。利
　　立浦特岛（"小人国"）是格列佛奇幻之旅的第一站，岛上居民身高
　　仅约 15 厘米。——译注

在《切文古尔镇》(*Tchevengour*[1])中，人们在困意的作用下长久地深深俯向大地，读者难解其中缘由，只有惊愕。整部小说处处可见革命对人的无限苛求，这现象一直延续到苏联前期，即内战和战时共产主义时期。在这样一部小说中，睡眠究竟怎样毫无保留地展现出其同一化的作用？书中人物有游走四方的革命者，有凶残的空想家，有深陷苦难的农民，这些流浪者几乎没有面孔，皆属于第四世界(ce quart monde)[2]。他们与睡眠的多次相遇究竟意味着什么？他们心中挥之不去的渴望究竟有何深意？政治，即某种形式的政治思想和政治行为，是否不仅能承管睡眠、组织睡眠（可以说"甚至于"控制睡眠——假如我们把政治所具有的支配一切的欲望推至极致。正因如此，那个名叫陀思妥耶夫斯基[3]的人，一个小村的革委会代理人，才会想到"能否取消夜晚以提高收割效率"[4]），而且能发现

〔1〕原著成书于 1926 年。1972 年，YMCA 出版社在巴黎出版了该书的俄文版。同年，塞西尔·勒布（Cécile Loeb）翻译的法语版以《切文古尔的野草》(*Les Herbes folles de Tchevengour*)为名由斯托克（Stock）出版社出版。笔者是从夏尔·马拉穆（Ch. Malamoud）和让-皮埃尔·莫雷尔（J.-P. Morel）二人处获知此书的存在的。

〔2〕法国神父约瑟夫·伍莱辛斯基（Joseph Wresinski）于 1969 年提出的集体名词，原指生活在绝对贫困中的人群，今指居住在世界各国的最为弱势的、无法正常享有公民权益的群体。——译注

〔3〕小说中的人物，与俄罗斯著名作家同名。——译注

〔4〕*Les Herbes folles de Tchevengour*, p. 79.

睡眠所具有的滋养生命的作用，发现其局限性甚至目的？

书中人物不满足于投身梦中长睡不醒，对他们来说，睡眠也是思虑、渴望甚至担忧的对象。革命者达瓦诺夫藏身于沉睡的菲奥克拉·斯婕潘诺夫娜家，"现在他已从斯婕潘诺夫娜的意识中消失了，他害怕睡得太沉，害怕把他们全都忘记……"[1]睡眠打断了个体之间的横向关联，却也由此彰显了这关联的力量。我们发现，这断裂是错位的，我们无法与某人同时睡去，正因如此，这断裂似乎不仅没有让关联消失，反使它们更加紧密——我们由此想到《城堡》中 K 和弗丽达之间奇特的床笫关系。

达瓦诺夫对入睡恐惧至极。书中某处曾写到一个信仰共产主义的工人戈普涅尔，他原本在鱼竿前睡着了，被吵醒后怒道："见鬼去吧，你把我吵醒，我又该忍受无聊了！"[2]反常的是，这里的睡眠能助人抵御无聊，但此中痛苦其实远超无聊，折磨着普拉东诺夫作品中的每个人物。虽然如此，我们还是感觉到，其笔下睡眠正因承载着无限希望，承载着无数渴望慰藉的痛苦之心，所以不会是一剂安眠药，而是孕育着甚至仿佛激发了本该被掩埋的激情和痛苦。普拉东诺夫所创造的睡眠颇不寻常，且发人深

---

[1] Ibid., p. 70.
[2] Ibid., p. 237.

省，我们愿沿着这一思路探索下去。

当然，这种睡眠才不会遵循醒睡轮回交替的惯例之法。称其为"惯例"，是因为这些法则皆属惯性，亦是思维的习惯，将某种观念和行为方式灌输给人，使我们把自己的生活安排得井井有条，且相信生命全然服从于这种安排。我们睡觉或者说入睡，将自己包裹在想象的睡眠里。而普拉东诺夫却创造了另一种睡眠："他（达瓦诺夫）平躺着，望向黑夜，在睡梦中睁着双眼……"[1]这开放的睡眠没有剥夺沉睡者的主动权，也不曾把他与鲜活的、可视的世界割裂开来，而他就沉睡其中。下文不远处，作者继续写道："他以为自己是这列火车的司机……同助手交谈着。最后，他在位于北冰洋附近的终点站睡着了，梦中曾见高大的树木……"当然，这段文字的离奇色彩有可能被弱化，被认为是在描述人物逐渐入睡的过程，描述后者如何在想象的或编织的蚕茧般的故事里深入梦境。在这部小说中，夜与眠都不是提前给出的，而是需要小说家及其一直支持和陪伴的人物一步步引出，以供后者生存其中，获得滋养的——读者能意识到这一点就已足够。

在《切文古尔镇》中，每个人都眼皮沉重。人类与动物都俯向大地，渴望躺下来，聚拢起身体的热量。睡眠作

---

[1] Ibid., p. 35.

为不可或缺的关键要素，笼罩着整部作品。然而小说之光从未有过一瞬的黯淡，全书自始至终灯火通明，没出现过一个适宜的停顿（比如章与章之间的停顿，因为这恰是一本不分章节的书）。睡觉之人身旁总有什么和他相关的东西接替他继续活跃着，有时是某个人在他旁边醒着或动来动去，有时是某个动物在经受折磨，有时是天空或气流构成一种空间，其中有云朵穿梭，树木窸窣。

　　然而矛盾的是，有一缕"低语"般的持续的警觉意识与这无处不在的睡眠形成呼应。这警醒来自小说作者，来自意识以及意识之外一种恒久的警觉之心，它不遵从于任何心理或身体层面的交替之法。"这意识一角日夜灯火通明，好像那些大宅子的门房，看门人一天24小时值守在主人的门厅……"[1] 这永不熄灭的警醒意识，几乎有种神话或宗教性质（"拥有古老信仰的人将这一缕被逐的微弱意识称为守护天使"），它来自睡眠，由睡眠引出："他的精神——这可悲的孤独的观察者，随着身体热量一道蔓延开来，朝向外界某处，而后停留在那里。"[2]

　　只有借助这种惊人的寓言，普拉东诺夫才能表达自己的思想。（高尔基曾在1929年说过："在读者看来，您笔

---

〔1〕 Ibid., p. 54.
〔2〕 Ibid., p. 70.

下的人物与其说是革命者，不如说是疯子，是傻瓜。"）在解读或探索这一思想之前，我们首先要甘心体会普拉东诺夫式连续叙事的魅力或者说召唤，感知其中的奇峰突起，感知作者对于无聊和任性的了解。我们耳畔仿佛响起一个童声，这声音来自一个尚未经历过成人过程中剧烈分化的心灵世界。读者一旦感受到这些，就会被深深吸引，沉浸在这个已然听过的声音里。任何东西都不能在这声音中惊起波澜，即使是让人饥寒交迫失去生命的极度物质贫乏［在短篇小说《灵魂》[1]（*Djann*）中，普拉东诺夫曾以浓重的笔墨描述这一境况］。这声音既纯真又扭曲，于安静从容间展现颠覆与无常。

"赤裸的大地在不安中睡去，好像一条被子滑落身下的母亲。"[2] 曾经护佑人或本应护佑人的东西，如今也被剥光，被暴露，悲与痛都一览无余。此时的普拉东诺夫似乎无意赋予其笔下字句或意象一种统一性，因为这些意象诞生于一股撕扯之力，这力量与诉说之需要、诉说之可能性融为一体。母亲也需要她的母亲却求而不得，正如睡眠本身从此也无法入睡。这是因为，入睡就意味着接受或接纳

---

〔1〕　Trad. franç. L. Nivat, Éd. L'Âge d'homme, 1972.
〔2〕　*Les Herbes folles de Tchevengour, op. cit.*, p. 184.

一种背景，一种有望带来安宁与稳定的背景。在赤身的母亲面前，梦中人两眼上翻，安身无处，童年无限滑落。普拉东诺夫笔下的人物几乎都是孤儿，他们一想到父母就忧心忡忡。戈普涅尔企图叫醒睡着的达瓦诺夫，后者听到声音，答道："爸爸，我马上就醒，睡觉也挺无聊的……"[1]这是因为，失去的或离世的父母不仅不能安抚心灵，反而掀起睡眠，他们的声声呼唤穿透了睡梦。人们还需服从于一条新的法则才能睡觉，那就是想着自己、记着自己，而不是陷入由他者引导的无意识。共产主义村里有个在饿与累的折磨下将死的 5 岁小孩，他向母亲请求道："我想睡觉，想在水里游泳。我之前病了，所以现在很累。明天你得叫醒我，我才不会死，否则我就会因为忘记醒来而死去。"[2]生命达于极限，睡眠被卷起、被连根拔起，弥散开来。

事实上，《切文古尔镇》中出现了一个新的人群或者说阶级，呼应或者说超越了马克思关于一个一无所有却昭示希望的阶级的预言。在无产阶级之外（这一阶级毕竟还能持续扎根，哪怕只是扎根于自己的劳动、住所及民族之中），还有"另一群人"，一群"其他人"（les «etc.»），他们被召集起来定居在共产主义村："他们被扔在一个冰冷

---

〔1〕 Ibid., p. 184.
〔2〕 Ibid., p. 335.

的世界，身边的草丛仍留有母亲湿濡的印迹。他们如此孤独。任凭什么都不能缓解物质匮乏之苦。"[1]

面对这群赤贫且迷失的生命，现在的读者不由得想到发生在 20 世纪的集中营惨剧，想到当今贫困地区那些忍饥挨饿、备受摧残的人群的大迁徙，倘若还有人想到俄罗斯和乌克兰农村在革命时期及 20 世纪 20 年代所经历的大饥荒，也不无道理。所以，若要看清普拉东诺夫笔下的睡眠究竟以怎样一种方式根植于历史，就需简要重现小说所回顾（或预见）的事件，理清这事件与俄罗斯历史的关系。在这方面，米歇尔·埃莱尔（Michel Heller）那篇出色的博士论文对我们颇有助益[2]。

故事发生在 1921 年冬末，适逢喀琅施塔得起义被镇压，而新经济政策（NEP）即将被推行，这标志着一段间歇的来临。此时，父母双亡的萨沙·达瓦诺夫奔赴内战，乘上一列火车，然而机械师一时疏忽导致火车脱轨（在某种程度上象征着革命的火车头）。于是，达瓦诺夫返回养父家，卧病些时，病中曾满口胡言。后来，他再次上路，偶遇一队无政府主义分子，被打伤，但他因读过队伍头领所著的一本（科幻类）书而幸得赦免。就在此时，科片金

---

[1] Ibid., pp. 303-313.

[2] Andréi Platonov, exemplaire dactylographié, Bibl. de la Sorbonne.

［Kopionkine，这名字在法语译本中奇怪地变成了科培金（Kopéikine）］出现了，介入事件。这位共产主义领袖捉住无政府主义分子，释放了达瓦诺夫。科片金（"kopio"在俄语中意为"长枪"）是某种意义上的堂吉诃德（Don Quichotte），罗莎·卢森堡（Rosa Luxemburg）即为他的杜尔西内娅（Dulcinée）。后者殉难后，他情愿与之共赴黄泉，暖她身躯。科片金急躁却也迷茫，是个缺乏耐心的空想家，骑着一匹名叫"无产阶级力量"的骏马。至于达瓦诺夫，则再次上路，走入大草原，科片金赶来找他，同时也未放弃追随罗莎·卢森堡。两个革命者终于重逢，继续前行，致力于宣传革命思想，推动建立新世界。于是，在科片金的作用下，一个小村开始施行村民均分牲畜的政策，结果当然是灾难性的。他们又重建一个村庄，而后再次出发，遇到帕欣采夫。这位左派人士身着盔甲，藏身于一座被征的宅邸地下，每每念及战时共产主义岁月都心怀柔情。（他说："我觉得一切都在1919那年结束了。"）后来，科片金领导建设另一个村庄，此时的达瓦诺夫则动身进城，在城里见识到新经济政策。这一政策为经历多年物质匮乏的社会带来了一定程度的经济回暖（至少对于城市居民来说如此），然而在达瓦诺夫看来，这成果却是以背叛革命的平均主义理想为代价的。通过列席一次党委会，他听取了有关新政策的讲解，并由此认识了人称"日本

人"的切普尔尼。此人说自己来自一个旧称"切文古尔"（"Tchevengour"，俄语"tcheva"指破旧的麻鞋，"gour"则意为"呼啸"）而今名"共产主义"的镇子。如果套用斯大林的话，可以说，切文古尔实现了"一村建成共产主义"的理想。小说中的人物听后纷纷前往此镇，或见证或参与了种种事件：消灭资产阶级的运动，全俄肃反委员会（la Tchéka）对资本主义残余势力的清剿，上文提到的用"其他人"来填满小村的计划，以及建立在乌托邦理念——怀有这理念的人皆慷慨而无忧——之上的经济的崩溃。这崩溃发生在一种混乱之局中，迥然相异的人共存其中，既有像普罗科菲这样醉心权力的人，也有堕入梦境无力挣扎的人。

故事的结局是，切文古尔镇最终被一支军队消灭，有可能是红军（依米歇尔·埃莱尔之见），也有可能是白军。要解释的是，这一点之所以存疑，是因为小说《切文古尔镇》并没有一个官方批准的版本，仅有零星片段在苏联民间流传，普拉东诺夫（1951 年在莫斯科去世）生前未能亲自监督全本的出版工作。

我们发现，小说紧随历史的脚步，描摹了 20 世纪 20 年代初的苏联，其中情节明确指向某些事件，作者用戏谑的笔法反映出那个年代的种种决策及其特有的说话与思考方式。彼时的革命事业如火如荼，尚未在绝对权威的统治下僵化［普拉东诺夫在另一部小说《疑虑重重的马尔卡》（*Makar pris de doute*）中对这一人物幽默地提出了质疑］，颇具多样性和矛盾性。我们能理解为什么高尔基会说《切文古尔镇》短期内在苏联绝无出版的可能，不过在今天，即 1988 年 8 月，这部小说终于获准出版。

小说所述确为历史，却披着"未来小说"（类似于那些年在苏联颇为流行的科幻小说，普拉东诺夫自己也曾写过）的外衣，因此自开篇起就拥有了自由与勇气。确实，切文古尔这虚构小镇的故事根植于近乎真实的苏联历史背景之中，其主要情节正是在影射该国发生的种种事件。当时的俄国没有所谓的未来，而是沉沉欲睡，虽身在历史之中，却具有一种非历史性。"科片金一头扎进切文古尔镇，如同扎入梦境。"[1] 普拉东诺夫有理由这么说，首先因为共产主义村确实是梦，且有意为梦，在这种意义上，埃菲尔铁塔、苏伊士运河、电、电气化以及布尔什维克建立的社会，皆为梦。当然，梦想建设一个社会或筑造一栋楼宇，都属于一种"第二层级"的梦。这些梦，作为人所梦想的对象，固然也具有成真的可能性，只不过——"第二层级"的意义就在于此——革命运动是实现革命理想的唯

---

〔1〕 *Les Herbes folles de Tchevengour, op. cit.*, p. 328.

一途径，而其结果正如小说中呈现的那样，就是将以下种种暴露于光天化日：苦难与希望交织的民族底色，表达的渴望及其不可能性，以及人对于集体主义和个人主义的向往——这几种向往相互交织，共同构成了我们所讨论的奇异的睡眠。

"（切文古尔）的生活变得好像羽绒被下的一场梦。'我有点困……你呢？'科片金向帕什切夫问道。"[1]乌托邦小镇里的居民，永远生活在彼此面对面或者说身贴身的环境里，过着"如梦"人生。人们聚在一起，拥挤地生活在摩肩接踵所产生的巨大热量中。事实上，小说中的睡眠共产主义（le communisme du sommeil），无须作者构建或确立，就已存在，就可被描述。在最初的游荡岁月里，达瓦诺夫曾来到一个火车站的公共候车棚里歇脚，既为过夜，也为深入群众——即其他人。"人们成列地睡在候车棚地上……喘息和鼾声如此粗重，让人以为这里是劳动场所而非宿眠之地。生活充满烦愁，连睡眠都成为一项艰巨的任务。"[2]整个场景与卡夫卡笔下某些片段惊人地相似（但普拉东诺夫似乎没读过卡夫卡）。作者满怀辛酸，描摹着沉沉睡去的流浪者的群体生活，他们即使睡着也仍身在

[1] Ibid., p. 222.
[2] Ibid., p. 57.

一处。达瓦诺夫最后直接睡在了俄式火炉上，"他感觉自己好像和什么人在一起，他能同时看见被照亮的木板房和睡在火炉上的自己。他略挪了一下身子，给同住之人让出点地方，然后把这人搂进怀里，酣然入梦"。作者用细腻的笔触呈现出一种同时性，这同时性非但没有抹去反而突出了情境中并存的种种不同，如多个睡眠者之间的、睡者与醒者之间的以及每个人的睡与醒两种状态之间的不同。"离他最近的那个老人虽然睡着，但脑子仍不停运转，应是年纪的缘故……那人一头倒下，再度睡着而浑然不觉。"[1]此时此地，即便是争吵的暴力也使人亲近而非疏远。

其他见证过俄国革命烈火烹油之景的作家也曾有过（主题）类似的描述，如巴别尔（Babel），皮利尼亚克（Pilniak）［在《荒年》（*L'Année nue*）中］。革命大潮把欲望与思想搅动起来，使之原形毕露，而上述作家的共同点就在于以相似的方法用艺术捕捉在这大潮中再度凸显的完全相反的社会基础，以求暴露其本质、展示其复杂性。

我们还可从另一角度理解这种对立性，这就需要再次说回普拉东诺夫笔下的睡眠。革命强迫人感受到思考的必要性（即思考之可能性的反面）——无论是群体层面还是个人层面的思考，从而促使人将自己的命运与身事掌握在

---

[1] Ibid., p. 58.

手中，认识到何为思考之需，并且去表达，去思索自己所言。这需求以一种迫切而暴烈的形式呈现出来，因此思考这一任务显然异常艰巨，让人于激奋之中饱受折磨。我们从一个形象上就可以体会到这种折磨的剧烈程度，这形象来自切文古尔的空想家们对于一个代替他们思考和熬夜的人的想象："有件事让切普尔尼安心，同时也让他心跳：……克里姆林宫里，领袖没有睡觉，而是伏案于灯下，思考着，书写着……领袖一定在给切普尔尼写信，嘱咐他不要睡觉，要关注切文古尔的共产主义事业……"[1]那些贫穷困苦或懵懂无知的人们，该如何面对这样一个任务呢？可以说，处于萌芽状态的集体生活正将他们强力催眠，而就在此时，思考的任务却搅扰着他们的睡眠，把他们从梦中拽起："正是依靠彼此间的这份依赖，无产主义者才能够成群穿行于大地上，共同睡在草原上。"[2]与此同时，杰耶夫发问道："为什么在战争和革命时期，人们做梦如此之多？和平时期就不这样，那时他们都睡得像睡鼠一样。"[3]

普拉东诺夫本人就出身工人家庭，他感到体内有种痛苦的分裂，是生活与思考、思考与行动之间的分裂，其表

---

〔1〕 Ibid., pp. 278-279.
〔2〕 Ibid., p. 301.
〔3〕 Ibid., p. 296.

征就是动荡的睡眠，而他笔下人物恰因这样的睡眠而聚在一起。在《切文古尔镇》俄文版的引言中，米歇尔·埃莱尔引用了哲学家尼古拉·菲奥多罗夫（N.Fiodorov）的一句发人深省的话，颇似西蒙娜·韦伊的口吻（据埃莱尔所言，菲奥多罗夫曾对普拉东诺夫大有启发）："在所有的分裂中，思想与行为——此二者已成为专业化社会群体的特征——之间的分裂所诱发的痛苦最大，远比贫富对立所产生的痛苦要剧烈。"人们被掷入必须自己思考的境地，其结果要么是无节制地说话，要么是痛苦地嘶喊。"多少人向普罗科菲（他身为'书记'，被认为能思想、能表达）喊道：给我们女人吧……独自一人太可怕，我们不是在生活！而是在用理念活着！"[1]而皮尤夏，这个既温柔又残忍的粗野之人［他具有巴别尔笔下《骑兵军》（Cavalerie rouge）中的人物身上那种奇怪的麻木，领导了针对"资本主义残余势力"的肃清运动］，就在无所思的状态中被惊醒。"皮尤夏，你在想事吗？达瓦诺夫问道。嗯，皮尤夏答道。他略感不安，因为自己时常忘记思考，且此刻什么都没想。"[2]

革命使睡眠分化、增殖，将其置于思与不思（non-

---

〔1〕 Ibid., p. 369.
〔2〕 Ibid., p. 398.

pensée）的对立中，同样，革命也让个体在相互聚合的过程中获得自由。普拉东诺夫常以一种兄弟般的、不抱幻想的温柔口吻，谈起俄国革命的命运，这命运终将通往一座睡眠避难所，通往一场渴望忘却的大梦。"切普尔尼想要思考一下共产主义制度下的病患问题，但想起来无产阶级此刻应关心的是自己的地位。于是他从思考这一酷刑中解脱出来，对未来的真实性充满信心，继而在颠簸的马车里独自一人打起盹儿来。"[1]很显然，切普尔尼之所以睡得着，是因为他刚在切文古尔镇强制推行了一个决策，这决策批准或者说承认了思想与活动、权力与社会、白天与黑夜之间最严格的界限划分。"从今以后，革委会都将在晚上开会……"[2]"为什么呢？"秘书问道。"你需要理由吗？那好吧，记下来……理由就是，面对白天工作生活的无产阶级和'其他人'，我们心中抱愧。"正如切文古尔镇一位"老无产阶级"所言，权力机构应在晚上办公。他那句幽默的话正是上述政策的出发点："老人建议道：最好夜里办这件事……白天你们会不好意思的。咱们坐在那里，占用着他人的生命，而村民们正忙于生计，他们刚来

---

〔1〕 Ibid., p. 327.
〔2〕 Ibid., p. 323.

过，可能不会再回来……"[1]

除了书写革命及其意义，小说还彰显出一种无聊之力，这力量如此强大，连睡眠也无法令其平复。这无聊是折磨，是渴望——对于一种强烈但又抚慰人心的思想的渴望。这种柏拉图式的无聊一旦被激起，就悄然渗入睡眠，使人难以安宁。"切普尔尼想起童年类似的夜晚，那时的他缩在躯壳里，满心无聊，又无法睡着……"[2]在这种不足意的状态中，人会萌生一种对于集体睡眠的渴望，这渴望随着众人的呼吸声愈发强烈。那是一种同情的睡眠："他们都同情雅科夫·蒂切夫，都在这同情的作用下睡去，就像因疲倦而睡去。"[3]我们已经见识到，失败会让人陷入一种痛苦的睡眠，这睡眠半张半闭，有如伤疤，悲惨的内里（即睡梦中人渴望逃脱无聊、死亡以及时间的心情）尽露于外。"睡觉也挺无聊的"，达瓦诺夫对那些想要叫醒他的人如是说。梦中的他重见已然离世的父亲，那一刻，睡眠能够表达、展露自我。它再无任何遮隐或保护，疲惫不堪，意愿亦似殆尽。

---

[1] Ibid., pp. 322-323.

[2] Ibid., p. 267.

[3] Ibid., p. 393.

第十二章　阿伊吉：长眠不醒

　　根纳季·阿伊吉（Guennadi Aïgui）生于 1934 年。对他来说，希特勒与斯大林时代的悲剧即是个人的悲剧。他并不区分纳粹主义的受害者与斯大林主义的受害者［"比尔克瑙（Birkenau）集中营"、"齐克隆 B"（Zyklon B）、"特殊对待"、"毒气之国"等词都曾出现在他的诗中］，这一点，从他献给瓦尔拉姆·沙拉莫夫[1]（Varlam Chalamov）以及叶夫根尼娅·金兹堡[2]（Evguénia Guinzbourg）的诗，或是仅从《1946，大饥荒》（Famine-1946）这样一个让人不寒而栗的题目就可看出。从多个角度说，他所从属的楚瓦什族（Tchouvache）这个小民族代表着死亡与

〔1〕 瓦尔拉姆·沙拉莫夫生于 1907 年，著有《科雷马故事》（Kolyma, trad. franç., C. Fournier, Éd. La Découverte, 1980, 1982）。

〔2〕 叶夫根尼娅·金兹堡生于 1906 年，著有《眩晕》（Le Vertige）及《科雷马的天空》（Le Ciel de la Kolyma, Éd. du Seuil）。

受难："那里有难以数计的无辜受难者（早已化作孤魂），你也身在其中（虽活着，却不过一时）——那里就是故乡。"[1]此外，他还将群体所经历的磨难与个人或亲友的死亡相联系，把一个民族、一个"母亲"（"民族母亲"[2]"民族父亲"[3]）的死亡与自己朋友的死亡相联系——后者于1976年被苏联国家安全委员会（KGB）所杀。他在给马蒂娜·布罗达（Martine Broda）的信中写道："保罗·策兰（Paul Celan）的死在我生命中留下了真切的痛，而且他的名字与我最亲密的朋友永远联系在了一起。（除母亲外）这位朋友的离世是我此生最大的痛……他就是康斯坦丁·博加泰列夫（Constantin Bogatyrev）……"[4]

但阿伊吉没有因此而在诗中有所诉求，他既未控诉，也未呼吁（虽然有时痛得叫喊出来，有时又通过单个元音来表现他人曾经的呼声）。然而有一条沉痛而锋利的纽带贯穿其诗歌始终，这纽带是高度个人化的，步入诗中的读者独身一人，甚至孤立无援，无法看清是何物将自己与个人生命以及亲友生命连在一起。阿伊吉曾多

---

〔1〕 «Patrie-Limbe», *Sommeil-Poésie/Poèmes*, Éd. Seghers, coll. «Autour du monde», 1984, p. 95. 另：本文（包括注释）所引用的阿伊吉文章皆出自莱昂·罗贝尔的法文译本。

〔2〕 Ibid., p. 115.

〔3〕 Ibid., p. 36.

〔4〕 *La Quinzaine littéraire* n° 413, 16-31 mars 1984.

次引用米肖纪念其母去世的一句诗［"尔后，她被摄入了暗境"——出自《一个叫"羽毛"的人》（*Un certain Plume*），这句诗曾出现在阿伊吉献给这位法国诗人的"题词诗"[1]中］，用以道明自己借诗歌所探寻的亲密关系究竟为何物。米肖的诗恰使他想到自己母亲，在他内心唤醒了这一亲密关系。阿伊吉说，自己的母亲也是"同时代整个'民族'的所有母亲"（见上文信件）。

　　那么，睡眠与此何关呢？阿伊吉的法国译者兼引介者莱昂·罗贝尔（Léon Robel）发现，诗人诸多作品中都存在着一种神秘而活跃的睡眠，这一存在让人心生不安，他建议诗人就相关主题撰文，于是《眠与诗》（*Sommeil-et-Poésie*[2]）由此而生。阿伊吉在这篇文章中讲到了"非介入式"（non engagée）诗歌，这种诗歌诞生于诗人所示真相与大众所感真相产生分歧的历史时刻，阿伊吉称自己的诗歌只敢"栖身于睡眠之中，以睡眠滋养自我，与睡眠相互交流"。因此，他以诗歌与读者建立起一种极为亲密的关系，"竟致彼此能够交换睡眠"。这言语之间所包含的，是否不仅仅是从日到夜、从公众或政治到个人这样一种简单

---

［1］ *Degré : de stabilité*, Éd. Seghers/Laffont, coll. «Change», 1976, p. 85.
［2］ *Le Nouveau Commerce*, 1983; puis aux Éd. Seghers (*Sommeil-Poésie/Poèmes, op. cit.*).

的反转？或许吧，因为我们已经习惯于将睡眠视为一种回归——回归到不可分享的内部世界中去。然而在阿伊吉的诗中，睡眠却是开放的，充满各种活动。这睡眠是在场，是力量，是见证，也是生命，是"不可摧毁的活的睡眠"[1]，它甚至昭示着持续而永恒的生命之希望：

> 但在睡梦中，
>
> 妈妈的眼神依旧鲜活，一如从前[2]

为了看清睡眠究竟是如何来接纳、保存甚至平复前文提到的悲剧之回声，我们应在继续当前话题或引用诗句之前，首先学会如何消除心中不安。阿伊吉的诗，不是供人随心采撷的字句之堆砌，而皆属"难言"（paroles difficiles）之作。我虽曾于其中摘取片语，但这只是最初之举。阿伊吉的诗中闪耀着无数机锋妙评，或有关睡眠及其种种特性，或有关睡眠唤起的希望，我待将其摘择出后，便马上直面诗作本身，直面其间转瞬即逝的灵光顿悟，同时观察诗歌如何借睡眠之功展露真相。阿伊吉曾以诗题如《原野——俄罗斯》（*Champ-Russie*）与《再谈

---

〔1〕 «Un champ : avoine en épis», *Degré : de stabilité, op. cit.*, p. 100.

〔2〕 *Festivités d'hiver*, Éd. EFR, coll. «Petite Sirène», 1978, p. 88.

原野——俄罗斯》（*De nouveau： champ-Russie*）和《柳》
（*Les Saules*）与《柳》（续）（*De nouveau – les saules*）为
读者暗中指出一条无须深入与反复的读诗之道。此外，还
有许多包含"和"（"与""及"）字眼的题目，同样能够指
引读者再探其意欲展开或重现的主题。

为了感知阿伊吉笔下的睡眠究竟如何开放，我们将从
其最爱的一种睡眠环境说起，即"白天的睡眠"（"我们走
进森林"[1]）或"露天的睡眠"。这是一种呈现于人的睡眠，
由于这种睡眠，或者说为促成这种睡眠，所有屏障都不再
具有绝对封闭的力量：

> 如同睡在童年的院子里！
> 睡在红色的木板上
> 风与月
> 从无处不在的孔隙潜入[2]

这睡眠并不是自我封闭的，而是迎人的，于是夜间睡眠本
身所具有的暗境也由此敞开。在一首颇具卡夫卡遗风的诗
中，阿伊吉写道：

---

〔1〕 Ibid., p. 74.
〔2〕 «Nouvelle en tercets», ibid., p. 49.

> 教堂的窗映入梦中
>
> ……却把眼睛吊在睡意中[1]

由于睡眠首先意味着放松，所以它能使人松弛，由人呼吸，任人生存：

> 我与孩童各归其位
>
> 在睡梦之中，渐被允许
>
> 存在、注视与受苦。[2]

睡眠之境可被打断，成为"气"本身。睡眠能够接纳警觉的状态或清醒的目光嵌入自身（可能要高于清醒状态接纳睡眠状态嵌入自身的程度）。于是在《睡眠间隙中》[3]（*Dans les intervalles du sommeil*）等诗篇里，作者呈现出拂晓或那些"睡意渐起"的时刻，彼时，眼前一切"仿若笼罩在白垩"或"石膏似的粉尘中"[4]，笼罩在一种光中，这光并非来自意象、出于虚幻或"想象"，而是源于意识与世界之间的一种痛苦的关系，源于世界因向意识讨要庇

---

〔1〕 «Enfance de K. sur la Vltava», ibid., p. 59.

〔2〕 «Champs», *Degré: de stabilité, op. cit.*, p. 35.

〔3〕 *Degré: de stabilité, op. cit.*, pp. 64, 72, 77.

〔4〕 Ibid., p. 57.

护之所或接纳之地而产生的不快。对于这一现象，睡眠极为关注，且十分敏感，好像掌握主动权的不是陷入困意的人而是睡眠本身："我的睡眠好像（早已）明澈起来，不由人控制而渐入清醒状态。"[1]醒来，本是极为平凡的现象，却让人意外发现一种美好的迟来，因为我是从一种已然"明澈"或专注的睡意中醒来，我应被动地顺应这一过程，它发生在我身上，或者说代替我而存在。于是我们可从这一现象出发，正如可从入眠的现象出发一样，想象自己溯源至睡眠的核心区域，而这睡眠恰因已将某种自我形象掷入暗影才愈显光明："没有入睡者，只有所梦之物！"[2]睡眠确是梦起之地，因为睡眠——而非入梦者本人——能够迎来那些"我们在白天已无法再见"的朋友［就像帕特罗克洛斯（Patrocle）来至阿喀琉斯（Achille）的梦中］：

> 我如此痛苦
>
> 在澄明的睡梦中——是否因为你的魂灵？[3]

---

[1] «Toi mon silence», *Degré : de stabilité, op. cit.*, p. 116.

[2] Ibid., p. 83.

[3] «Sommeil-blancheur», *Sommeil-Poésie/Poèmes, op. cit.*, p. 44.

更重要的一个原因是，睡眠正因为抛却了自我意识才产生一种光，才使梦境得以成形，这样的睡眠是"窗之眠"[1]，是"望远镜之眠"，"当我们的睡眠不过是眼睛时"，"当世上仅存睡眠之眼时"[2]。关于这一点，我们可以摘引很多例证，如"睡眠之光明"[3]"睡眠之澄白"[4]，在这些时刻，"一切梦中之物皆如光"[5]。然而这样做是否使人信服呢？我们是否能靠堆叠论据而解密这些晦涩的诗呢？

我们究竟身处何物之中才得以洞见这一切？那道光又来自何处，源起何方？"自由存活"[6]的睡眠里究竟孕育着什么能够焕发新生的东西？

阿伊吉赋予此物（其消散的过程亦有深意）以多个名字，睡眠中有"上帝之土""故乡""祖国""人民"出现，这里集合了思乡之痛，汇聚了那些生存着、表达着且有死者愿附身其上的生命。然而睡眠（或梦境——因为对于阿伊吉来说，梦境不过是睡眠过程中发生的一种较为强烈的视觉体验）并非因此才具有凝聚和同化的作用。睡眠

---

[1] *Degré: de stabilité, op. cit.*, p. 44.

[2] «Lieux dans la forêt : en s'éveillant», *Festivités d'hiver, op. cit.*, p. 85.

[3] *Sommeil-Poésie/Poèmes, op. cit.*, p. 40.

[4] Ibid., p. 44.

[5] Ibid., p. 53.

[6] Ibid., p. 61.

（像"孤儿院"[1]一样）具备接纳、保藏的功能，正如它自己在虚幻的世界里也是不灭的（"不可摧毁的"），被保藏起来的：

> 在那些日子里，人间的睡眠
> 或许只存于我们的眼皮内

在给（当时已去世的）鲍里斯·帕斯捷尔纳克（Boris Pasternak）的一位女性友人的信中，阿伊吉这样写道[2]。那些关于饱经苦难的死者的记忆，最初是在一些平凡而非宏大的地方苏醒过来，如"森林中某地""田野""林间空地"。如果说视觉是容纳死者及其音容的"棺椁"[3]，那么，揭示这一真相的就是睡眠：

> 蓦然间
> 我醒悟到自己是想起了你的灵魂[4]

每一个有过亲友魂魄造访梦境的人都会明白这一点，而这

---

〔1〕　Ibid., p. 46.

〔2〕　«Encore le requiem d'avant l'hiver», *Degré : de stabilité, op. cit.*, p. 38.

〔3〕　«Sans titre», *Sommeil-Poésie/Poèmes, op. cit.*, p. 113.

〔4〕　«De nouveau – les saules», ibid., p. 46.

访梦者在白天已为他们留下强烈的视觉印象。这样的睡眠饱含能量，且内部已分化成不同区域：

> 在这里，连梦都好似
> 联结成网的肌腱[1]

睡眠被分割成区，同时也将睡眠者分割成不同的"睡眠部分"[2]。睡眠的质感不断变化，有时呈现的是前一天景象，这景象几无可供遮掩的屏障：

> 神将何物遗忘在睡眠之中
> 在这薄膜之下？[3]

睡眠有时显出轻盈之感：

> 睡眠——蜻蜓之舞[4]

有时却反之，展露出一种厚重的物质，一种"沉寂的基

---

[1] *Degré: de stabilité, op. cit.*, p. 13.

[2] *Festivités d'hiver, op. cit.*, p. 81.

[3] «Ce que j'aime encore», *Degré : de stabilité, op. cit.*, p. 20.

[4] Ibid., p. 65.

底"[1]，想象与记忆在其间交融沸腾。在《眠与诗》中，阿伊吉将这一沸腾状态视为创作的起点：

> 煮熟的……睡眠——被鲜血忆起——声音——黑暗的凝结物，——将它们置于——停顿或空隙之间——有如影子筑成的界石——……应感谢睡眠赋予我们这些若隐若现的，或可化为脸庞的光之凝结物……

若是一个已然辞世的挚爱之人的面孔出现在梦里或梦边缘处，这面孔有可能只是回忆，或回忆孕育的产物。但比起一般性的回忆——哪怕是下意识的回忆，这面孔却另具一种真实度，一种在场性，一种生命力。或许恰因这形象处于不稳定、不安全的状态中（梦中的父亲并不怎样像他，我是借助他相对于周围人的区别度才认出了他。他的脸太过瘦削，鼻子太过强势，但梦中的我无力改变。他从远处望着我，那羞涩的神态在其生前并不常见，只偶尔出现在他因到底该归入沉寂还是应在人前证明自己的存在感而犹豫不决时。而且，即使他流露羞涩，也绝未至此程度），所以形象不再是形象，而是一张正面视之的鲜活的

----

[1]　Ibid., p. 49.

脸，是众多相似面孔杂糅而成的视觉旋涡，是无数微颤着的可能意象。

　　这个对于眼前事物不甚确定的我，与睡眠之间建立一种极为亲密的关系，在这种关系中，睡眠既能保留种种差异，也能将其汇入一个共同体中："在睡眠深处，有生者和死者组成的共同体。"[1]我很理解克洛德·慕沙（Claude Mouchard）那句话："阿伊吉创造出一个共同体形象，有可能只为立即将其推翻，或借诗中隐约显现的行为将其撕碎。"[2]某种深刻的同根性（coappartenance），看似遥不可及或只能偶然得之，其实未尝不是被我们永远拥有的。诗中所见或所指的生命虽彼此不同，却仿佛都展现出这样一个过程：自己如何从一个共同的存在体中脱离出来，又因了何种生命活动而产生差异。阿伊吉如此见事见物，说明他一直试图接近上帝所创造的灵魂之永恒，但又无法将这永恒性用一种确定的信仰固化下来，所以他的每首诗中都流露出信仰之痛。亡灵在思念者的梦中找到一方墓穴，一片家园，同时把一种亲缘关系或亲近之感归还给思念者。在阿伊吉的某些诗篇中，我们发现大自然也呈现出了这亲近感的特性，比如那一

---

〔1〕 *Sommeil-Poésie/Poèmes, op. cit.*, p. 154.

〔2〕 C. Mouchard, «Voix-lieux d'Aïgui», *Littérature* nº 61, février 1986.

弯"薄雾笼罩下的"彩虹[1]。在身处睡梦边缘的人看来，这些次第展开的颜色或彼此独立，或相互交融，因而有此一问：

　　如呼吸般——与紫色的交融？
　　思及于此，我渐入梦乡
　　却从未到达红色地带

于是诗人断言："我最出色的作品，都是写在即将入眠时。"[2]不过阿伊吉最常做的，却是将睡眠所期待的交融与人类层面的交融之原则相关联。这交融状态难以捉摸，诗人或读者需借每一首诗予以探究。

　　睡眠具有一种凝聚力，它能使不同的人或物并排而卧。在阿伊吉的诗中，在普拉东诺夫的小说中，我们都观察到一种相依相偎的朴素情谊："所有入眠者都是彼此靠近的。"[3]事实上，睡眠会使人倾向于彼此亲近，然而，并非所有人都会接受或顺应这一倾向，比如那些"无耻之

---

〔1〕 «Premier arc-en-ciel de l'année», *Sommeil-Poésie/Poèmes, op. cit.*, p. 123.

〔2〕 «Sommeil-et-Poésie», ibid., p. 148.

〔3〕 «Encore matinée dans l'enfance», *Degré : de stabilité, op. cit.*, p. 60.

徒"（les « truands»）。这一称谓指的是苏联时期一个特定族群或者说政治群体，他们曾在那些经历过集中营时代的人的生命中发挥过举足轻重的作用。这些人悖逆伦理，勾结狱卒，欺压、洗劫狱中政治人士，使整个社会陷入绝望。他们在阿伊吉的诗里扮演着重要的角色，以其"得胜的无耻秽物"威胁着一切纯洁之物、一切行为与思想："在思想的世界里，它（这秽物）无孔不入！"[1]这些无耻之徒"好像总是一副 / 饕餮嘴脸"，露出"我永远最大"[2]的神气，污染着周围所有愿做真我的人（tout vouloir-être-soi）。其他人在睡梦中都"怀着一份对他人的信任"，然而"无耻之徒"的睡眠却是自我封闭的，且极具攻击性。即使睡着了，他们的身体与衣着也"保持着'白天的'，真实生活的样子，用一种极为现实的方式盯着你，'随时准备醒过来'"[3]。这可畏可忧的睡相，恰让我们从反面感受到睡眠（包括自我及他人的睡眠）究竟会将我们引向何方。

每个人都是被创造的灵魂，阿伊吉承认这一点，却又有所怀疑：

---

[1] «Voix-lieu», *Sommeil-Poésie/Poèmes, op. cit.*, p. 29.

[2] «Encore une festivité», *Degré: de stabilité, op. cit.*, p. 93.

[3] «Sommeil-et-Poésie», *Sommeil-Poésie/Poèmes, op. cit.*, p. 153.

> 你剥下一层枯死的思想："教堂不存在。"——这
> 是醒时的念头——
>
> 又剥下另一层枯死的思想："她和我一样百无
> 一用。"[1]

"醒来"，好像就是叫人抛却枯死的念头，如蜕去死皮一
样，因为我们明白，若要完完全全、不顾一切地成为真
我，一个独立的自我，就需抛弃有关永恒灵魂的念头。阿
伊吉想要把自己完全投入怀疑之中：

> 我低声道：
> "但或许上帝……"
> 白桦林中的私语：
> "已死……"——
> 而我们
> 分崩离析的过程是否仍在继续？[2]

他听到树木间自己思想的轻响，脑海中既有无神主义，也
有自己终有一死的确定之念："灰烬将消散于孤寂与空虚

---

[1] *Sommeil-Poésie/Poèmes, op. cit.*, p. 112.

[2] «Bruissent les bouleaux», ibid., p. 112.

之中……"

[与夏尔·佩吉（Charles Péguy）一样]阿伊吉笔下睡眠呈现出一种自我与世界洽合的景象和方式。睡眠在昨日与今天间构建起连贯性，它隐于深处，沉于安寂，散发着一种隐秘的光辉，这一切都让人不由得悄声祈祷：

> 我用这样的低语来替代曾经最稳定持久的祈言：
> "雪"……愿我能完成与世界的道别，愿我能在不知不觉间入眠[1]

眠与雪，自然而然地结合在一起：

> 我们身处其上（世界之上）——正如枯草身处新芽之上
> 为雪所覆盖……

有些坚定不移的信徒会视灵魂为一种起点或支撑生死的基础，然而在阿伊吉的诗中，灵魂则绽放在"褪去"（dénudation）这样一个诗意过程即将结束时，就仿佛死亡或缺席恰能让生命中潜在的东西得以显露：

---

[1] «Neiges telles», ibid., p. 12.

　　可怕的缺席中，是泛尘世（pan-terrestrement）的
洁净，以及一个突然的
　　奇迹般突然地……
　　——灵魂[1]

　　死去，意味着轻轻走入一个窸窣作响的世界，雾中柳
树给我们的启示即是如此："如柳树般：睡去吧！身裹银
白，如同鲜活的叹息……消散于灰色之中……"[2]

　　然而以上不过是一时所思，这样的景象也终将消失。
我们在前文中引用过的一首充满疑虑的诗，诗中不曾许诺
任何交融之象，只呈现出两道生硬的平行轨迹，以及一种
毫无意义、毫无慰藉的"此在"（être-là）：

　　沉睡的世界——像一块板……
　　沉睡的你，是由此延伸出来的板。[3]

"醒来"或者说清醒的意识似乎打破了一切，除非这并肩

〔1〕　Ibid.
〔2〕　«Les Saules», *Sommeil-Poésie/Poèmes, op. cit.*, p. 37.
〔3〕　«Deux notations», ibid., p. 112.

而卧的睡眠仍可给予我们什么……

阿伊吉的思维时刻处于戒备状态，具有极大的不稳定性，所以他无法将注意力聚焦于任何不再变动的意象或念头上。不过，当诗中流露的焦虑情绪臻于顶峰时，我们却能发现种种微妙变化掩映下的不变之物，同时还能观察到他究竟如何将自己的艺术建立在一种绝对的不确定性之上——这一行为本无惊世骇俗之意，却使他的诗歌艺术极富当代性。在《以及：生者的原野》（*Et: le champ des vivants*[1]）一诗中，阿伊吉时常凝望原野、考问原野，它其实是"献与我们"、献与生者的"形象"。作为沉思之地和沉思的对象，原野让人想到"四处游荡的睡眠"这一奇特说法。我们的人生或许就是一场无间歇、无限期的睡眠，在这游荡的睡眠之中，不存在任何终将大白于天下的秘密，不存在任何发生在夜间的神秘的灵光一现：

> 我们命中没有清晨！
> 了无意义的刺目之光是如此空虚。

然而，即便是游荡也有前进——眼望原野的诗人如此断言。在光与原野之间（原野正是借助光才得以延伸），

---

[1] Ibid., p. 49.

在土丘与天空之间，正如在每个生命与其坠落之地之间，一条通路形成了。只不过，这仅是"残留的一点辉映，断了根，没了触感"——此刻的阿伊吉下笔极为认真谨慎。在这一空间中，"我们"与生命的赋予者（天父神魄的光辉！），与无论此刻还是今后都无法到达的"故乡""相遇"了，"会合"了（原诗中即有引号）。于是生命，这"四处游荡的睡眠"，便毫无阻碍地来到了"眠之故乡"。入眠者仿佛从此放弃了言语的能力，潜入自我深处，从而得以"登上"故乡——那方衰老与童年共存的土地：

> 像是从游荡的睡眠出发（在白昼的阳光下，犹如在对未来的永恒未知中）
> 从睡眠出发——原野上的土丘与梦的起伏一样多
> 怀着极度敏锐的知觉，却不必醒来，登上
> 神圣的睡眠——望见故乡！
> 在苍老而童真（回溯来时路）的无言中。

达于这一极致境地的诗人，其脑海中的"不醒"（non-éveil）与生命的麻木状态——我们有时会期待借死亡之力从中脱身——迥然不同，因为这登高之旅中闪耀着"极为锐利"的光芒。放下生命、付出自我，即是领悟到，此身已在长眠不醒的国度。

参考文献

本书收录的所有文章此前都曾独立发表过。以下为首次发表时用到的参考文献。

« Décalage horaire » est paru tel quel dans *Le Nouveau Commerce*, cahier 65/66, automne 1986.

« Aristote et le miroir du rêve » est paru dans le recueil collectif à la mémoire de Victor Goldschmidt, *Histoire et Structure*, Vrin, 1985.

« Coleridge : phosphorescence » est paru en préface à S. T. Coleridge, *Carnets*, extraits choisis (avec ma collaboration) et traduits par Pierre Leyris, Belin, 1987.

« Nerval et la perte du rêve » est paru dans *Po&sie* n° 37, deuxième trimestre 1986, Belin.

« Baudelaire : le sommeil du requin » est paru dans une version très différente dans *La Nouvelle Revue Française*, n° 348, janvier 1982.

« Rimbaud de la veille à l'aube » est paru dans *Po&sie* n° 26, 3ᵉ trimestre 1983, Belin.

« Musil : le rêve d'un sommeil sans rêves » a d'abord été présenté au colloque « Musil » de Royaumont en avril 1985, puis publié dans une première version dans *Musil*, sous la dir. de J.-P. Cometti, éd. de Royaumont, 1986.

« Kafka : étapes dans la nuit » a d'abord été destiné à des élèves préparant les concours des grandes écoles scientifiques, dans *Analyses et réflexions sur Le Château de Kafka*, éd. Ellipses, 1984.

« Jaccottet à la lumière du rêve » a été proposé à un colloque sur ce poète tenu à l'Université Paris-VII en janvier 1985, et publié dans *La poésie de Philippe Jaccottet*, études recueillies par M.-C. Dumas, Champion, 1986.

« Kafka et Édison : la neige du sommeil » a été essayé sous diverses formes devant des auditoires des Universités de Johns Hopkins, de Duke, du Colorado, et publié dans *Modern Language Notes*, vol. 101, n° 4, The Johns Hopkins University Press, Baltimore, 1986.

« Platonov : l'abri des vagabonds » est issu d'un exposé présenté au séminaire de Claude Lefort sur « La Révolution » à l'École des Hautes Études en Sciences Sociales, en janvier 1987.

« Aïgui : un sommeil sans éveil » a d'abord été un bref compte-rendu de lecture de *Sommeil. Poésie. Poèmes* d'Aïgui, et est paru sous cette première forme dans *La Quinzaine Littéraire*, n° 413, 16-31 mars 1984.

作者简介：

皮埃尔·巴谢（1937—2016），出生于来自敖德萨的犹太裔移民家庭，法国作家、批评家、文学研究学者，任法国重要文学刊物《文学半月谈》编委三十余年，曾执教于巴黎第七大学，开设著名的研讨班"感性批评"，涵盖古今经典，尤其是古希腊政治哲学、希伯来典籍和俄罗斯文学。代表作包括文学研究集《入眠之力：文学中的睡眠》《灵魂晴雨表：日记的诞生》《一到一，文学中的个人主义》，反思冷战史的《雅西谈话》《窥伺，关于意识与历史的札记》，及一系列回忆录式作品《吾父自传》《彼时的爱》《在我母亲面前》等。

译者简介：

苑宁，文学博士，任教于北京外国语大学法语学院，研究方向为二十世纪法语诗歌、比较文学，译有《阅读场》。

法兰西思想文化丛书

《暴力与神圣》（即出）

［法］勒内·基拉尔 著　周莽 译

《文学第三共和国》（即出）

［法］安托万·贡巴尼翁 著　龚觅 译

《细节：一部离作品更近的绘画史》（即出）

［法国］达尼埃尔·阿拉斯 著　东门杨 译

《犹太精神的回归》（待出）

［法］伊丽莎白·卢迪奈斯库 著　张祖建 译

《人与神圣》（待出）

［法］罗杰·卡卢瓦 著　赵天舒 译